DU CHAUFFAGE

ET

DE LA VENTILATION

DES

HABITATIONS PRIVÉES

PAR

R. CASTARÈDE LABARTHE

DOCTEUR EN MÉDECINE

OUVRAGE ACCOMPAGNÉ DE HUIT PLANCHES GRAVÉES.

PARIS

Ernest LACHAUD
4, Place du Théâtre-Français

Adrien DELAHAYE
Place de l'Ecole-de-Médecine

1869

Paris. A. Parent, imprimeur de la Faculté de Médecine, rue Mr-le-Prince, 31.

A LA MÉMOIRE DE MON GRAND-ONCLE

LE Dr JEAN-BASILE-BERNARD

BAGNÉRIS

MEMBRE DE L'ACADÉMIE IMPÉRIALE DE MÉDECINE,
OFFICIER DE LA LÉGION D'HONNEUR,
MÉDECIN EN CHEF DE L'ARMÉE D'ILLYRIE, DE LA GARDE ROYALE
ET DE L'HÔTEL DES INVALIDES.

DU CHAUFFAGE

ET DE

LA VENTILATION

DES HABITATIONS PRIVÉES

> « Si le vent souffle sur toi au travers d'une fente, fais ton testament et mets ordre à ta conscience. »
>
> (Proverbe espagnol cité par B. FRANKLIN in *Description des nouveaux chauffoirs de Pensylvanie.*)

INTRODUCTION

On appelle *chauffage* toute opération qui a pour but d'élever la température d'un milieu quelconque, et l'étude des procédés propres à arriver à ce résultat constitue l'une des branches de la physique industrielle. Mais, parmi ces procédés, il en est de plus ou moins nuisibles à la santé, et le chauffage est dès lors un des sujets de l'hygiène, d'autant plus important qu'il se complique d'une question d'économie domestique, mais aussi d'autant moins approfondi qu'il demande, pour être étudié, le concours de plusieurs hommes spéciaux. Le médecin doit indiquer les conditions de l'hygiène ; il doit faire voir ce qu'il faut éviter et ce qu'il faut chercher. L'ingénieur aura plus tard à faire construire ou modifier nos habitations, en tenant compte à la fois de ces diverses données et en cherchant aussi à réaliser la plus grande économie, soit dans la construction des appareils, soit dans leur dépense.

Je n'ai pas besoin de montrer plus longuement la nécessité de réunir ainsi les efforts du médecin et de l'ingénieur. Ce principe est déjà compris depuis longtemps, et c'est seulement dans sa mauvaise application qu'il faut rechercher la cause de tous les désagréments que l'on éprouve encore aujourd'hui dans certaines constructions nouvelles. Le besoin d'économie est devenu pour nous une telle nécessité, que l'on a été insensiblement conduit à tenir trop peu de compte de l'avis des hygiénistes, qui cependant sont consultés pour la distribution des édifices publics. Mais il est à regretter que pour les habitations privées, qui chaque jour s'élèvent en si grand nombre, les meilleures dispositions n'aient été indiquées que d'une manière très-incomplète.

Je ferai de mon mieux pour remplir cette lacune; mais, avant d'entrer en matière, il me reste à faire connaître les motifs qui m'ont fait choisir ce sujet de thèse.

J'ai voulu tâcher d'utiliser quelques connaissances de physique acquises avant mes études médicales et mettre ainsi à profit les leçons de tous mes anciens maîtres... J'étais, du reste, encouragé dans cette voie par l'exemple de Rumford, abordant lui aussi l'étude du chauffage : « Sans me laisser effrayer, » dit-il, « par la crainte d'être accusé d'attacher à cet objet plus d'importance qu'il n'en mérite ou de fatiguer le lecteur par des détails trop minutieux, je vais développer toutes les parties de ce sujet avec tout le soin et toute l'attention possibles » (1).

Je mettrai de mon côté tous mes efforts à suivre un pareil guide ; non pas que j'aie comme lui à offrir beaucoup d'idées neuves ou d'aperçus nouveaux ; mon expérience n'a pas suffisamment vieilli pour cela. Ce que je veux, c'est retracer de mon mieux les travaux et les efforts de mes devanciers en indiquant, chemin faisant, les observations que peut m'avoir suggérées la

(1) Essais politiques, économiques et philosophiques, par Benjamin, comte DE RUMFORD, traduits de l'anglais par L. M. D. C. (le marquis de Courtivron). 2 vol. in-8 avec planches; p. 309, IVe Essai « des Cheminées et de leurs foyers. »

lecture de leurs mémoires. Il existe, en effet, peu d'ouvrages de longue haleine sur le chauffage domestique, et si beaucoup d'hommes célèbres se sont occupés de ce sujet, ce ne fut pour ainsi dire qu'en passant. Tels nous voyons Franklin, Rumford, et de nos jours Péclet, M. le général Morin. La question les dominait d'abord par son actualité ; puis elle présentait par elle-même suffisamment d'intérêt pour les attacher. Ils exposaient leurs théories, rivalisant de zèle dans l'application avec des hommes tels que Désarnod, Curaudau, Duvoir, et laissaient aux Morand, Guyton-Morveau, Bouriat, Darcet et Becquerel le soin de comparer leurs résultats ; étude que poursuivent encore aujourd'hui MM. Guérard, Chevallier, Tardieu, Gallard, etc.

J'ai ajouté enfin à ce travail des indications bibliographiques qui peut-être pourront paraître longues. Mais en le faisant j'ai songé à toute la peine que j'avais eue pour recueillir les matériaux qui m'étaient nécessaires, et j'ai pensé ainsi éviter une grande perte de temps à ceux qui plus tard, et peut-être avec plus de fruit que moi, s'occuperaient de la même question. Ce sera, je l'espère, le principal résultat de mes efforts. Heureux si j'ai pu en cela faire un travail de quelque utilité !

J'avais déjà rassemblé les documents nécessaires à la rédaction de ma thèse ; quelques parties, en particulier l'introduction que l'on vient de lire, étaient déjà entièrement terminées, quand a paru l'ouvrage si remarquable de M. le général Morin sur le chauffage et la ventilation, qui répond entièrement au regret que j'exprimais. J'espère cependant que quelques considérations, surtout en ce qui touche l'historique et l'hygiène, feront que mon travail ne sera pas sans intérêt.

J'ai seulement tenu à conserver l'introduction telle qu'elle avait été primitivement écrite. Pour la thèse elle-même, j'ai puisé de nombreuses et utiles indications dans le *Manuel prati-*

que du Chauffage et de la Ventilation; et je tiens à remercier publiquement M. le général Morin de la bienveillance avec laquelle il a voulu autoriser mes emprunts.

Mai, 1868.

Depuis ont encore successivement paru :

La leçon d'ouverture de M. le professeur Fonssagrives;

Un article très-étendu de M. Gallard dans les *Annales d'hygiène;*

La brochure de M. Vial sur le *Chauffage par l'hydrogène;*

Le *Résumé des conférences* faites à la Société des architectes sur le chauffage et la ventilation ;

Et enfin, il y a à peine quelques jours, le *Traité pratique du chauffage et de la ventilation*, par M. Ch. Joly.

Dans ce dernier ouvrage, du reste parfaitement conçu, l'auteur se montre surtout partisan de l'utilisation de l'eau chaude et de la multiplication des surfaces de chauffe et de transmission.

J'ai indiqué dans le courant de ma thèse les raisons qui me paraissent contraires à l'emploi de l'eau chaude dans les habitations privées. Quant aux surfaces de chauffe et de transmission, on ne peut les augmenter qu'aux dépens de la ventilation, puisque la somme des chaleurs transmise, rayonnée et de ventilation est égale à la somme de chaleur développée par les combustibles; on ne peut donc pas multiplier indéfiniment ces surfaces, car on serait ainsi ramené à remplacer les cheminées par des poêles ou des cheminées à la prussienne, appareils dans lesquels ces surfaces sont portées à leur limite extrême.

PRÉLIMINAIRES

Avant d'aborder l'étude du chauffage, je crois devoir entrer dans quelques détails au sujet des diverses sources de chaleur.

Quoi qu'elles soient assez nombreuses, il n'en est jusqu'à ce jour qu'une seule qui ait été utilisée ; c'est la *combustion*. Mais depuis que les moteurs animés et les moteurs naturels ont été remplacés par la vapeur, la grande consommation du combustible dont avaient été déjà frappés Franklin, Lavoisier et tant d'autres s'est tellement accrue que l'on ne peut y songer sans préoccupation pour l'avenir. Dejà, en 1745, Franklin se plaignait de la cherté du bois dans un pays qui avait été nommé la Pensylvanie (forêt de Penn), et où il n'y avait pas un siècle qu'avait été fait le premier défrichement. Que dirait-il maintenant de la France en particulier, dont les forêts sont ou défrichées ou épuisées, et où en moins de cinquante ans nous avons dépensé avec une prodigalité inouïe les richesses de houille que des milliers de siècles antérieurs avaient entassées. J'ai pendant ma jeunesse entendu répéter bien souvent qu'il n'y avait pas à songer à l'idée de manquer un jour de combustible, c'était une crainte chimérique ; l'Angleterre avait à elle seule de quoi alimenter l'Europe entière pendant des milliers d'années. Combien maintenant sommes-nous loin d'entendre tenir un pareil langage ! Les calculs avaient été faits sur des données inexactes, on n'avait pas tenu compte de la progression toujours croissante de nos besoins, et c'est tout au plus pendant quelques centaines d'années que le monde entier pourra fournir de la houille pour sa consommation. La découverte des mines de pétrole d'Amérique est bien venue tranquilliser un peu les esprits. Mais en voyant la multitude d'usages auxquels on cherche à appliquer les huiles minérales, ne doit-on pas songer que cette nouvelle source de richesses ne tardera pas elle aussi à être épuisée. Et instinctivement on reporte son esprit vers les sources de chaleur dont on n'a pas encore tiré parti.

C'est pour cela que j'ai pensé qu'il serait intéressant de faire connaître les essais qui ont été tentés dans cette voie jusqu'à ce jour, non pas que je croie proche le moment où nous manquerons de combustible. Mais il faut songer que, si pour les machines de l'Industrie on peut trouver une nouvelle force qui remplace la vapeur comme celle-ci a remplacé les moteurs animés, comment remplacera-t-on pour l'économie domestique ce feu qui pétille dans nos foyers, égaye nos habitations et nous est nécessaire à ce point que De Lamberville n'avait pas craint de dire : « Ignis vita mortalium » (1), et Gauger d'ajouter : « Nec « sit qui se abscondat à calore ejus. »

DE LA CHALEUR ET DES SOURCES DE CHALEUR.

Quand l'un de nos sens, le toucher, est impressionné par un corps quelconque, nous disons que ce corps est chaud ou froid suivant la sensation que nous éprouvons; et tel objet que nous trouvons froid actuellement pourra, tout en ayant conservé la même température, nous paraître chaud après que nous aurons touché un corps plus froid que lui, et nous croirons qu'il a acquis de la chaleur depuis notre première expérience.

La *chaleur* n'est donc qu'une valeur relative servant à désigner l'agent qui produit en nous cette sensation de chaud ou de froid, et l'on appelle *sources de chaleur* les phénomènes qui

(1) Il est assez curieux de rapprocher cette phrase écrite en 1631, en tête d'un petit livre sur les tourbières d'Essone, de l'épigraphe d'un discours d'ouverture célèbre, prononcé à Zurich le 21 juin 1856 (1). *Licht und Leben* (Vie et Lumière), a dit M. le professeur Moleschott, qui ne songeait pas sans doute que plus de deux cents ans avant lui à peu près la même parole avait été prononcée.

(1) *Revue des Cours scientifiques*, 1re année (1863-64), p. 698.

donnent lieu à cette sensation (la combustion, le frottement, les oxydations respiratoires, par exemple). Il est évident que ces phénomènes ne peuvent exister sans matière; aussi la chaleur provient-elle toujours d'un corps dans lequel elle prend naissance et auquel on a souvent, mais très-improprement, appliqué le nom de source de chaleur. C'est ce que l'on fait pour le soleil et le globe terrestre qui ne sont en réalité que les récipients d'une chaleur développée par une cause qui d'ailleurs nous est inconnue. Mais, comme d'après les hypothèses les plus probables et les plus en rapport avec les théories nouvelles, cette cause est d'ordre mécanique; adoptant une manière de parler, sinon exacte, au moins commode, nous dirons avec tout le monde que, parmi les sources mécaniques de chaleur, il faut placer en première ligne le soleil et le globe terrestre; mais il sera bien entendu que cette expression doit s'appliquer aux phénomènes qui se passent à la surface du soleil ou dans l'intérieur de la terre.

D'après cela, il ne peut exister pour nous que deux sources de chaleur :

1° Les phénomènes physiques et mécaniques;

2° Les phénomènes chimiques.

Quant aux phénomènes physiologiques, qui chez les animaux comme chez les végétaux sont une source continuelle de chaleur, comme ils peuvent toujours être rapportés soit à une cause physique, soit à une cause chimique, ils n'ont point à nous occuper (1). C'est seulement quand cette chaleur produite par nous est insuffisante qu'il faut recourir aux divers moyens de chauffage que nous aurons à étudier.

(1) Pour plus de développements voir GAVARRET, De la Chaleur produite par les êtres vivants. 1 vol. in-12, 1855, Paris.

1° *Sources physiques et mécaniques.*

Les principales sont :

1° *Le soleil.*—La quantité de chaleur qui nous est envoyée par cet astre est très-considérable, et, quoique nous ne puissions faire que des hypothèses sur son origine (1), Pouillet a cherché à l'évaluer (2).

D'après les calculs de ce physicien elle serait capable de fondre en une année une couche de glace de 30 mètres d'épaisseur qui envelopperait notre globe. Mais, par suite de l'absorption des espaces célestes, il faut réduire ce chiffre de moitié, si l'on veut apprécier la quantité reçue par la terre.

On a fait quelques rares tentatives pour utiliser cette chaleur solaire. La première remonte à Archimède qui, pendant le siége de Syracuse, brûla la flotte des Romains en réfléchissant les rayons du soleil à l'aide de miroirs. Buffon a depuis répété cette expérience, et il parvint, à l'aide d'une surface sphérique composée de cent miroirs plans, à enflammer du bois à la distance de 200 pieds. A peu près à la même époque Lavoisier obtint des effets analogues à l'aide de lentilles montées sur un appareil qui devint aussi célèbre que les miroirs de Buffon. Mais ces expériences n'étaient que curieuses et bien moins intéressantes que celles de Guthsmann qui sont cependant de beaucoup antérieures.

En 1716, Guthsmann, abbé et bibliothécaire du roi de Portugal, inventa une machine dans laquelle, à l'aide des rayons solaires et sans feu, on pouvait cuire du pain, rôtir et bouillir des viandes (3). Malgré cette tentative qui très-probablement n'eut

(1) Voir, sur la constitution physique du soleil, les travaux de MM. Faye, William Thomson, le P. Secchi, etc.

(2) Voir Pouillet, Traité de physique et de météorologie.

(3) Cité par Roth, in Holzersparende Ofen. etc., nebst Litteratur, etc. Nürnberg und Altdorf, 1802, p. 96.

pas de bons résultats, il faut arriver jusqu'en 1840 pour trouver une nouvelle proposition d'utiliser la chaleur du soleil dans un but industriel, faite par M. de Montureux. Depuis, M. Simonin a émis l'idée que l'on pourrait un jour emmagasiner la chaleur solaire pour l'employer ensuite selon nos besoins. J'aurai occasion de revenir sur ces projets qui ne sont ni assez connus ni assez étudiés pour avoir donné lieu à des applications pratiques.

2° *La chaleur terrestre.* — Cette source est encore très-considérable. On admet qu'à mesure que l'on pénètre vers le centre de la terre, la chaleur augmente de 1 degré par 30 mètres environ. Ce qui fait supposer la température du rouge blanc à une profondeur de 50 kilomètres. Au delà tout doit être en fusion, et l'épaisseur de la couche solide se trouve ainsi représenter à peine la centième partie du rayon terrestre. On a aussi fait quelques tentatives pour tirer parti de cette chaleur. Les essais sont même plus nombreux que pour le soleil, et au moins, dans certains cas, ils ont complétement réussi. D'après M. Chevallier, les eaux de Chaudes-Aigues, qui sortent du sol à une température de 80°, ont été utilisées de temps immémorial pour divers usages domestiques; mais leur application au chauffage des maisons n'est pas aussi ancienne. Il n'y a guère qu'un siècle que certaines habitations sont chauffées par de l'eau chaude circulant sous des pierres plates formant pavé. En 1789, l'administration en réglementa la distribution, et depuis, l'usage en est devenu général; car ce mode de chauffage, malgré les craintes de M. Bonnel de la Bragueresse, n'est nullement dangereux si les appareils sont en bon état. Berthier a calculé que les eaux minérales de Chaudes-Aigues, appliquées au chauffage des maisons, tenaient lieu d'une forêt de chênes d'au moins 540 hectares. Il est encore un certain nombre de stations thermales où, surtout depuis quelques années, la chaleur des sources est ainsi utilisée.

Lors du forage du puits de Grenelle en 1836, Arago calcula

que la température serait d'environ 30°, et il fit ressortir les avantages que l'on pouvait retirer de cette nouvelle source de chaleur. En réalité on n'obtient de l'eau qu'à 28°. Mais toute cette chaleur est sans utilisation.

Enfin, en 1841, M. Joux proposa d'élever la température de nos habitations en y faisant circuler de l'air échauffé par son séjour dans les cavités souterraines très-profondes, mais je ne crois pas que ce projet ait été réalisé.

Je dois rapprocher de ces diverses tentatives le moyen employé par les Chinois, et qui consiste à creuser ce qu'ils appellent des *puits de feu*. Ce sont des puits forés d'une assez grande profondeur, et d'où sortent d'abord des gaz combustibles qui sont allumés; puis vient quelquefois de l'eau ou, pour mieux dire, de la boue liquide; le canal ne tarde pas à être encombré; il est alors abandonné et on creuse un nouveau puits.

En 1833, M. Héricart de Thury a appelé l'attention sur un phénomène analogue arrivé à Gajarine, en Italie, en creusant un puits artésien, et déjà, en 1831, il avait lu à la Société d'encouragement un rapport sur les applications que M. Bruckman faisait de l'eau des puits forés au chauffage des ateliers, et il avait montré que ce n'était point une découverte, puisque, dès septembre 1830, M. Gorris, dans les *Annales du jardinier du New-York Farmer*, avait indiqué l'emploi de ce moyen pour le chauffage des serres.

Toutefois, vers cette époque (de 1830 à 1840), l'on remarque une tendance générale vers l'utilisation de la chaleur terrestre, mais, depuis, il n'a pas été fait de nouvelles tentatives, et cependant les esprits auraient dû se laisser séduire par l'exemple de ce qui se pratique en Chine et à Chaudes-Aigues, plutôt que de se laisser arrêter par les difficultés si péniblement vaincues du forage de Passy.

3° *Le frottement.* — Cette source de chaleur est celle qui fut utilisée la première; c'est par le frottement de deux morceaux de bois l'un contre l'autre que les peuples primitifs développaient de la chaleur au point d'obtenir du feu ; et les Grecs, dont l'esprit était si bien disposé à la croyance du merveilleux, rapportèrent à Prométhée cette découverte. Mais, chose au moins curieuse, dans les langues d'Orient, le mot *Pramantha* sert à désigner l'instrument avec lequel les sauvages se procurent du feu, et le *Pramanthé* ou *Prométhée* est l'homme qui est chargé de l'allumer. On ne peut s'empêcher de rapprocher ces expressions et l'on est ainsi tout naturellement conduit à supposer que l'inventeur du feu, le Prométhée de la mythologie, au lieu de dérober un des rayons du soleil, trouva le moyen encore usité aujourd'hui chez les sauvages, d'obtenir le feu par frottement. Telle est du moins l'opinion des critiques modernes rapportée par M. Troost (1) et aussi par M. le Dr N. Joly (2).

Depuis Prométhée l'on a renoncé à ce moyen pénible, et cependant c'est toujours le frottement qui est utilisé pour avoir du feu. Il en était ainsi dans le briquet de nos pères et nos allumettes ne s'enflamment que par frottement. Il n'est donc pas nécessaire de montrer, comme cela se faisait il y a encore quelques années, la possibilité de développer ainsi une grande chaleur, et les exemples tirés de la pratique des sauvages, des roues de voitures qui s'allument, etc., sont devenus inutiles. Je me contenterai seulement de rapporter un fait bien curieux, indiqué par Sauvigny, et qui montre la puissance de ce moyen : « J'ai vu, dit-il dans une de ses lettres, une forêt incendiée, et j'ai su que cet incendie avait été déterminé par le frottement de branches d'arbres qui avait eu lieu, la chaleur étant excessive, et le vent balançant les arbres à les briser. »

M. Chevallier, à qui j'ai emprunté ce récit, avoue que, d'abord, il n'avait pu y ajouter foi ; mais que, depuis, plusieurs voyageurs lui avaient affirmé « que cette inflammation était

(1) Troost. Le Feu (conférence faite à la Sorbonne), in Revue des cours scientifiques. 2e année (1864-65), p. 207.

(2) Dr N. Joly. L'homme fossile (conférence faite dans le salon de la rue de la Paix), in Revue des cours scientifiques. 2e année (1864-65), p. 258.

possible et que le fait avait déjà été observé » (1). Je ne me montrerai donc pas plus difficile que M. Chevallier, et je vais indiquer les diverses tentatives qui ont été faites pour utiliser la chaleur due au frottement.

D'après un mémoire de Rumford, dont je parlerai tout à l'heure, il est certain qu'avant lui, plusieurs auteurs se sont occupés de cette question et que leurs travaux ont même eu certains résultats ; mais, comme il ne mentionne aucun de ces *savants*, il m'a été impossible de compléter ces vagues indications. Je connais bien les expériences d'Amontons et celles de Coulomb, mais elles n'ont point trait à la chaleur développée. Pictet (de Genève) et Monrosi sont les seuls auteurs dont j'ai pu retrouver les noms, et encore Monrosi n'est-il cité dans aucune bibliographie, et l'ouvrage de Pictet, dont j'ai trouvé l'indication, n'existe dans aucune des bibliothèques publiques de Paris. La seule chose que j'ai pu constater, c'est que, déjà depuis très-longtemps, le frottement était considéré comme une source de chaleur.

Vers 1730, Boerhaave (2) indiqua de frotter deux plaques de fer l'une contre l'autre pour obtenir des étincelles, et par suite du feu ; et, en 1751, le Dr Douglas (3) attribua la chaleur animale au frottement des globules du sang dans les vaisseaux capillaires. Faute de renseignements antérieurs plus complets, le premier travail que j'ai pu consulter sur la chaleur de frottement est dû à Rumford, et fut lu à la Société royale de Londres en 1788. Ce fut en voyant forer des canons que ce physicien remarqua la grande quantité de chaleur développée et qu'il eut l'idée de l'utiliser à cuire les comestibles. Il inventa même pour cela une machine mue par un cheval. « Mais, ajoute-t-il,

(1) Chevallier. Mémoire sur les incendies et inflammations spontanés. In Ann. d'hyg. et de méd. légale, t XXV, p. 309.

(2) Boerhaave (Hermann). Elementa chimiæ. Lugdunum Batav., apud Isaacum Severinum, 2 vol. in-fol., 1732, t. I, cap. de Igne, p. 176.

(3) Dr Douglas. Essai sur la génération de la chaleur des animaux (traduit de l'anglais). Paris, 1751.

on ne peut imaginer aucune circonstance dans laquelle ce procédé ne fût désavantageux sous le rapport de l'économie, car on obtiendrait plus de chaleur en employant comme combustible la substance destinée à nourrir le cheval » (1).

Ces résultats furent confirmés quelques années plus tard par Haldat ; mais, peu après, les expériences de Rumford parurent avoir été oubliées, et ce n'est qu'en 1839 qu'elles furent rappelées par Becquerel. A partir de cette époque, de nombreuses tentatives ont été faites, mais toutes sans résultats :

En 1840, M. de Montureux, en même temps qu'il proposa d'utiliser la chaleur solaire concentrée au foyer des lentilles, demanda aussi que l'on tirât parti de celle produite par le frottement, et à ce sujet, Francœur fit observer que la chaleur solaire avait été proposée aux États-Unis et que ses applications avaient été tentées plusieurs fois; qu'il en était de même de la chaleur développée par le frottement, puisque dans ce même pays une patente avait été prise pour la construction d'un appareil de chauffage fondé sur le calorique produit par ce moyen.

En 1843, M. Boissat de la Verrière, et, en 1849, MM. Beaumont et Mayer proposèrent à l'Académie des sciences d'utiliser le frottement. Ces derniers imaginèrent même dans ce but des appareils que l'on a pu voir fonctionner à l'Exposition de 1855, où ils produisirent une grande sensation. Mais M. Morin démontra dans son rapport qu'ils étaient loin de répondre au but proposé.

On voit d'après cela le peu de succès des tentatives qui ont été faites jusqu'ici. Cependant on conçoit que l'on puisse tirer parti du frottement dû à certaines forces naturelles, telles que le vent, les chutes d'eau. J'ai entendu dire, et je crois même avoir lu, sans toutefois avoir pu retrouver la source de cette indica-

(3) RUMFORD. Essais politiques, économiques et philosophiques (traduits de l'anglais par L. M. D. C. (le marquis de Courtivron). Genève, chez Manget, 1799. IXe Essai : Recherches expérimentales sur la chaleur qu'excite le frottement.

tion, qu'il existe aux États-Unis un hôpital bâti près d'une chute d'eau considérable, dont le frottement sur des palettes convenablement disposées est utilisé pour le chauffage de l'établissement. Peut-être la patente dont parlait Francœur avait-elle été prise pour cet appareil ?

Il existe encore d'autres sources mécaniques de chaleur : la compression, la percussion (1), par exemple, mais elles n'ont jusqu'à ce jour donné lieu à aucune application industrielle.

Quant aux changements d'état, je ne crois pas que l'on puisse les considérer comme des sources de chaleur. Quand un corps liquide passe à l'état solide, il abandonne bien un certain nombre de calories ; mais ce n'est point le changement d'état qui les produit, elles étaient sous forme *latente*, et se montrent alors d'une manière sensible.

D'une manière générale, toutes les forces physiques ou mécaniques quelconques peuvent développer de la chaleur, puisque, d'après la théorie établie dans ces derniers temps, grâce aux travaux de M. Joule en Angleterre et de M. Hirn en France, tout mouvement peut se transformer en chaleur, et réciproquement. M. Mayer a même calculé la quantité de chaleur nécessaire pour élever de 1 degré la température de 1 kilogramme d'eau équivaut à une force motrice capable d'élever un poids de 425 kilogrammes à 1 mètre de hauteur en 1 seconde, c'est-à-dire à 425 kilogrammètres. Ce nombre 425 représente ce que l'on a appelé l'*équivalent mécanique* de la chaleur.

II. — *Sources chimiques.*

De même que tout mouvement mécanique, toute combinaison chimique est une source de chaleur; de nombreux observa-

(1) Voir, à ce sujet, les expériences de Berthollet, Colladon et Sturm, etc.

teurs ont étudié ce phénomène. Il me suffira de rappeler les travaux de MM. Hess (1840), Andrews (1842), Graham (1845) et ceux tout récents de M. Berthelot (1864-65).

Pour ce qui est de l'application industrielle de ces sources de chaleur, il n'est guère que deux genres de combinaisons qui aient été utilisées : la fermentation et la combustion. Je dois cependant mentionner aussi un essai très-ancien, dans le but de tirer parti de la chaleur produite par la *délitescence de la chaux*.

« Le pharmacien Carette Sobies, de Lille en Flandre, a indiqué le procédé suivant, inventé bien avant lui par un religieux de l'ordre des Bernardins, pour maintenir pendant deux heures et sans feu une chambre dans une chaleur uniforme. Il consiste en ceci : on prend une carafe d'eau dont on peut assujettir le bouchon avec une vis ; on introduit quelques morceaux de chaux vive qui, auparavant, doivent avoir été humectés avec de l'eau froide ; on ferme le vase, et deux minutes après il sera brûlant » (1).

C'était probablement à l'aide du même moyen ou de quelque chose d'analogue que Christin voulait échauffer les appartements. « Christin a trouvé à Berlin un poêle qui chauffe sans feu. Par le moyen de ce poêle, on peut dans un quart d'heure procurer une chaleur qui est suffisante pour échauffer une chambre, sans cependant se servir pour cela d'aucun feu. La chaleur du poêle est si forte qu'on ne peut y tenir les mains sans les brûler, etc. » (2).

La *fermentation* peut développer une assez grande quantité de chaleur. Chaptal avait étudié celle qui résulte de la fabrication des vins ; M. Chevallier a montré que c'était à cette cause que l'on devait rapporter plusieurs cas d'embrasement qui, avant lui, étaient considérés comme des combustions spontanées.

(1) Roth, ouvr. déjà cité, p. 99. Heizung ohne Feuer.

(2) Roth, op. déjà cité, p. 87, d'après Notice de l'Almanach sous verre des associés, à Paris, 1790.

Enfin, en 1829, de Candolle a tiré parti de la chaleur développée par un fumier pour le chauffage d'une serre.

La *combustion* est la seule source de chaleur employée aujourd'hui d'une manière suivie; elle sera l'objet d'un chapitre spécial dans l'étude du chauffage, que je vais maintenant entreprendre.

DU CHAUFFAGE

PAR COMBUSTION

PLAN, LIMITES ET DIVISION DU SUJET.

J'ai déjà dit que la source de chaleur à peu près uniquement utilisée pour le chauffage était la combustion. Je traiterai donc dans un premier chapitre : de la combustion en général, des corps à l'aide desquels elle s'effectue, c'est-à-dire des combustibles et des comburants ; et enfin les produits de cette combinaison.

Dans un second chapitre, je montrerai la nécessité de se débarrasser de ces produits et cela à l'aide de la ventilation. J'aurai aussi à m'occuper du chauffage et de la ventilation en général, de leur nécessité et de leur utilité.

Toutefois, au point de vue pratique, il est une énorme distinction à faire suivant que l'on se propose de chauffer : 1° un local de grandes dimensions, habité à des heures déterminées par un nombre considérable et connu de personnes soumises toutes aux mêmes lois ; ces diverses conditions permettant une économie qui ne peut être réalisée que dans ces cas particuliers et qui aussi est une des conditions importantes du problème ; ou bien : 2° un ou plusieurs appartements pour lesquels il faut pour ainsi dire, se plier à autant de volontés qu'il y a d'individus.

Dans le premier cas, la question a été étudiée très-complétement à diverses reprises et tout dernièrement à propos de la construction du nouvel Opéra et aussi du nouvel Hôtel-Dieu.

Je n'ai donc point voulu revenir sur ces matières et j'ai entendu limiter mon sujet au chauffage de nos habitations privées.

Je commencerai cette étude par quelques notions historiques qui formeront un troisième chapitre. Dans le quatrième, je passerai en revue les divers appareils de chauffage, en ayant soin d'établir de grandes divisions et de décrire un des appareils de chaque groupe, que je prendrai comme type.

Le local à chauffer et la meilleure manière d'arriver à ce résultat sera le titre du cinquième chapitre ; et dans un sixième et dernier, je dirai quelques mots des accidents qui peuvent être occasionnés par le chauffage.

Revoyant enfin dans leur ensemble les questions que j'aurai successivement étudiées, j'essayerai, sous forme de conclusions, d'en faire ressortir les points les plus utiles ou les plus importants.

CHAPITRE PREMIER.

De la combustion. — Des combustibles et des comburants. — Des produits de la combustion.

Autrefois, on nommait combustible toute matière dont on faisait ordinairement du feu. Quand Lavoisier eut démontré, dans ses divers mémoires, qu'un corps qui brûle ne fait que se combiner avec l'oxygène de l'air, il donna à ce phénomène le nom de *combustion* et celui de *combustible* à tout corps pouvant s'unir à l'oxygène, qui devint le corps *comburant* par excellence.

La combustion s'accompagne le plus souvent de chaleur et de lumière; c'est précisément cette chaleur qui est utilisée pour le chauffage. Quant aux produits résultant de la combinaison, ils sont désignés sous le nom de *produits de la combustion*, qu'il faut du reste bien se garder de confondre avec les *résidus*.

Toutefois, cette nouvelle définition des combustibles est trop générale au point de vue du chauffage; en ce sens qu'il n'est pas possible d'utiliser pour le feu tous les corps qu'elle comprend. Il faut pour cela certaines conditions établies la première fois par Péclet, et que je vais indiquer.

DES COMBUSTIBLES.

Conditions que doit remplir un bon combustible.

Elles sont de deux ordres : les unes industrielles, l'autre hygiénique.

I. *Conditions industrielles.* Il faut :

1° Que ce combustible se trouve assez abondammen dans la nature, afin de l'avoir à bon marché.

2° Que la combustion, une fois déterminée, se maintienne d'elle-même; en d'autres termes, que la chaleur dégagée par la combustion soit supérieure à celle qui a été nécessaire pour la déterminer.

3° Que les produits soient gazeux, d'un dégagement facile, et qu'ils ne puissent nuire au corps à chauffer.

Les deux premières conditions n'ont besoin d'aucune explication. Quant à la dernière, on conçoit que si les produits formaient une enveloppe solide autour du combustible, ils empêcheraient le contact de l'oxygène, et la combustion devrait s'arrêter. Il est encore certain que si les produits avaient une action quelconque sur le corps à chauffer, ils détermineraient l'usure de ce dernier; et un pareil combustible ne pourrait être avantageusement employé.

II. *La condition hygiénique* est qu'il ne faut pas que la combustion porte dans l'air des gaz ou des vapeurs pouvant être nuisibles aux animaux ou aux végétaux, et plus particulièrement à l'espèce humaine.

Parmi les corps simples, il n'en est que deux remplissant les diverses conditions; ce sont : le carbone et l'hydrogène. De nombreux essais ont été tentés pour appliquer l'hydrogène pur au chauffage; j'en dirai quelques mots. Quant au carbone, il est l'élément essentiel de presque tous les combustibles. Toutefois cette remarque doit faire supposer que les corps composés employés pour le chauffage sont des corps riches en carbone et en hydrogène. C'est ce qui existe en effet. Le nombre en est considérable et on les a divisés en :

Combustibles naturels (tels que le bois, la tourbe, les houilles) et *combustibles artificiels*. Ces derniers comprennent à la fois :

Des produits de calcination (charbon de bois, charbon de tourbe, coke);

Des produits de distillation (gaz, carbures d'hydrogène, goudron, etc.);

Et enfin des agglomérés obtenus à l'aide d'un ou plusieurs des corps précédents, et tels que mottes, briquettes de houille, charbon de Paris, etc.

On a encore divisé les combustibles en *solides*, *liquides* et *gazeux*. Cette division étant la plus rationnelle dans la pratique, vu la différence des appareils à employer pour chacun de ces états, sera celle que j'adopterai ; toutefois, je dois encore en indiquer une troisième, proposée par M. Duméry. Cet ingénieur distingue les combustibles en *actifs*, *neutres* ou *passifs*, suivant que la quantité de chaleur qu'ils peuvent fournir augmente ou diminue celle qui primitivement a été nécessaire pour leur combustion. La seconde des conditions que j'ai établies rend cette classification tout à fait inutile.

Je vais maintenant, tout en essayant d'être le plus bref possible, étudier chaque combustible en particulier.

1. Combustibles solides.

Ce sont les plus usuels, et jusqu'à ces dernières années ils ont été les seuls employés. Les principaux sont :

Le bois. Il contient de 30 à 50 pour 100 d'eau, qu'il peut perdre si on le chauffe à 150° ; il donne alors un combustible qui, sous le nom de *ligneux*, est quelquefois employé (dans les verreries, par exemple). Ce mode de dessiccation était, comme nous le verrons, connu des anciens ; il est très-avantageux. Suivant Péclet, « les bois humides, sous le même poids, donnent bien moins de chaleur que ceux qui sont secs : 1° parce que leur eau n'étant point combustible, ne peut point développer de chaleur ; 2° parce que ce liquide en absorbe une grande quantité pour se réduire en vapeurs. C'est le comte de Rumfort qui le premier avait appelé l'attention sur le mauvais usage des bois humides » (1). On voit, d'après cela, tout le profit qu'il y aurait à sécher le bois par la chaleur perdue des foyers avant de l'employer.

Il existe dans le commerce diverses espèces de bois :

(1) Péclet. Traité de la chaleur, considérée dans ses applications. 2 vol. in-8 et un vol. de planches (2e édition), 1843, t. I, p. 55.

Les bois tendres (sapin, bouleau, peuplier, érable, etc.,

Les bois durs (chêne, orme, frêne, etc.).

Les bois pelards dont on a enlevé l'écorce pour faire du tan.

Les bois flottés. C'est sous le règne de Charles VII, en 1449, qu'un marchand de Paris, Jean Rounet, imagina de tirer parti de plusieurs petites rivières non navigables de la partie supérieure du bassin de la Seine, qui traversaient d'immenses forêts; on coupait les bûches et on les abandonnait au courant; à la Seine on les arrêtait, puis on les réunissait en trains que l'on dirigeait sur Paris. C'est sur la petite rivière de Cure, qui tombe dans l'Yonne, au-dessus d'Auxerre, que ce projet fut mis à exécution pour la première fois.

La tourbe. Très-peu employée dans nos foyers domestiques, ce combustible est cependant connu depuis très-longtemps, et de nombreuses tentatives ont été faites pour en répandre l'usage. En 1627, de Lamberville fut autorisé à exploiter toutes les tourbières du royaume, et en 1631, il fit paraître l'ouvrage dont j'ai déjà parlé sur les avantages de la tourbe. Il fournit de nombreuses attestations sur l'innocuité de ce combustible, une entre autres qui me paraît particulièrement intéressante: « Nous, « docteurs en médecine de la Faculté de Paris, certifions avoir « vu l'espreuve faite en la cheminée de nos escholes...... Lequel « feu procède des dites tourbes, nous recognoissons n'estre pré- « iudiciable à la santé des pauvres, non plus que en Picardie, « Flandre, Hollande, et autres pays septentrionaux où l'usage « est dès longtemps et encore à présent continué. — 22 janvier « 1626. — Ont signé : Cousinot, *doyen ;* Bonnart, Guérin, Letus, « Letellier, Brayer, Leclerc, Arbaut, Des Gorris. »

Ne semble t-il pas que la Faculté ait voulu confondre la tourbe de Lamberville et la houille des peuples du Nord sous une seule désignation, pour revenir ainsi sur la fameuse consultation de 1520, dont je dirai quelques mots à propos de la houille. Cette même confusion fut encore faite quelques années plus tard par Charles Patin (un fils de Gui Patin), dans son *Traité des tourbes combustibles.* De nos jours, l'utilisation de la tourbe est une des questions dont la solution est poursuivie avec la plus grande persévérance par la Société d'encouragement.

Les houilles. — On comprend aujourd'hui sous cette désignation, tous les combustibles minéraux solides naturels autres que la tourbe, et qui sont, selon leur âge géologique : les *lignites*, les *houilles* proprement dites, les *anthracites*. Les anthracites se trouvent dans les terrains intermédiaires ; les houilles, dans les terrains secondaires et tertiaires ; les lignites seulement dans les terrains tertiaires. La tourbe, qui appartient aux terrains d'alluvion, constitue la transition entre ces divers minéraux et les bois. Aussi, la composition de tous ces combustibles est-elle à peu près identique. On peut s'en rendre compte d'après le tableau suivant, emprunté à M. Ser. (Les cendres sont supposées enlevées.)

	BOIS.	TOURBE.	LIGNITE.		HOUILLES.		ANTHRACITE.
Carbone......	52	60	de 66	à 74	de 78	à 92	94
Hydrogène....	6	5,9	5,4	5,1	5,3	4	3
Oxygène et azote.	42	34,1	28,6	29,9	16,7	4	3
Hydrogène libre.	1	1,7	1,9	2,75	3,2	4.55	2,6

On distingue les houilles en houilles grasses ou à longue flamme, ce sont celles qui se rapprochent le plus du lignite ou de la tourbe ; et houilles maigres, brûlant difficilement et presque sans flamme, analogues au coke.

Nous verrons que les anciens connaissaient peut-être la houille. Dans tous les cas, son usage était répandu en Angleterre, dans le XIe siècle, puisque, en l'année 1066, Guillaume le Conquérant disposa des mines de charbon de Newcastle (de Reiffenberg).

La découverte du charbon de terre dans le pays de Liége doit être de quelques années postérieure. Et, suivant la tradition, un ange en aurait montré l'usage à un pauvre maréchal; mais des écrivains moins crédules ont fait voir qu'au lieu du mot *angelus*, c'était *Anglus* qu'il fallait lire. Dans tous les cas, ce combustible, très répandu dans le XIVe siècle, en Angleterre et dans les Pays-Bas, était inconnu à cette époque dans les contrées plus méridionales. « Marco-Polo, au XIIIe siècle, prit le charbon de terre pour une pierre noire et inflammable et s'émerveilla de voir qu'elle brûlait plus longtemps que le charbon. Cette substance parut tout aussi nouvelle au célèbre Æneas Sylvius (depuis pape sous le nom de Pie II), pendant son séjour en Écosse » (1).

Ce n'est que dans le courant du XVe siècle que l'Angleterre importa de la houille chez nous, et alors le bassin de la Loire était exploité au moins à la superficie (Lamé-Fleury). Mais, en 1520, et à la requête du Parlement, fut prise, par la Faculté, une délibération « sur les inconvénients hygiéniques de la combustion de la houille dans les foyers domestiques, » (2) qui très-certainement eut une fâcheuse influence en France, et à Paris, en particulier, où l'usage de la houille fut si longtemps à s'introduire. On peut en juger par ce passage de Savary : « Le bois étant devenu très-rare et très-cher en 1714, on amena quelques bateaux de charbon de pierre qui se débitèrent d'abord assez bien aux ports de l'École et de Saint-Paul. Le peuple y courut en foule et même quelques bonnes maisons voulurent en essayer dans les poêles et cheminées des antichambres; mais la mali-

(1) Dictionn. de la conversation, art. *Houille*, par DE REIFFENBERG.

(2) Des mesures bien autrement sévères avaient été prises à Londres contre l'usage de la houille. Sir Gilbert Blane rapporte dans ses « Select Dissertations of several subject of Medical science » (London, 1822), en note, p. 127, que feu M. Astle, gardien des archives de la Tour, avait découvert un document qui montrait qu'une personne fut accusée, convaincue et exécutée « tried, convicted and executed » pour avoir brûlé du charbon dans la Cité sous le règne d'Édouard Ier. — Et en 1306, le Parlement demanda au roi d'interdire dans la Cité l'usage de ce dangereux combustible. (Thomlinson.)

gnité de ses vapeurs et son odeur de soufre en dégoûtèrent bientôt, et la vente des premiers bateaux n'ayant pas réussi, les nouveaux marchands de charbon de pierre cessèrent d'en faire venir pour la consommation de Paris. »

Il fallut tous les efforts de Morand et de Venel, l'un doyen de la Faculté de Paris, l'autre professeur de médecine à Montpellier, s'autorisant eux-mêmes de toute l'autorité d'Hoffmann, pour faire revenir de ce préjugé, et cependant, encore au temps de Lavoisier, vu le peu de consommation, la houille était plus chère que le bois, puisque, dit-il lui-même, pour produire le même effet, il était nécessaire de :

600 livres	de charbon de terre,	représ. une val.	de 16 liv.	10 sous	11 deniers.
Ou de 1,125	—	de bois de hêtre,	—	de 13 »	9 »	3 »
Ou de 1,089	—	de bois de chêne,	—	de 13 »	5 »	2 »
Ou de 600	—	de charbon de bois,	—	de 33 »	6 »	8 » (1).

Tandis qu'aujourd'hui 2 francs de bois produisent le même effet que 64 centimes de gaillette ou que 46 centimes de tout-venant (2). Ce ne fut que pendant les années 1829 et 1830, et grâce aux insistances de Thomas, de la Chabaussière, etc., et surtout à la rigueur de l'hiver, que l'usage de la houille se répandit à Paris. Peu après parurent les travaux si importants de Berthier et de M. Regnault sur les combustibles; et, de nos jours, l'usage de la houille est devenu presque aussi commun que celui du bois. Enfin, depuis quelques années, de grandes tentatives sont faites pour remplacer les combustibles à longue flamme, les seuls usités pour le chauffage, par des combustibles maigres, tels que l'anthracite et le coke.

Chacun des produits naturels dont j'ai parlé (bois, tourbe, houille) fournit par calcination un nouveau combustible connu sous le nom de *charbon*.

(1) LAVOISIER. Expériences sur l'effet comparé des divers combustibles, in Histoire de l'Acad. des sciences, 1781, p. 379 (tableau n° 3).

(2) On nomme *tout-venant* la houille telle qu'elle sort de la mine, et *gaillette* la houille telle qu'on l'emploie pour le chauffage, c'est-à-dire en morceaux de la grosseur du poing.

Charbon de bois. Il s'obtient de plusieurs manières; la carbonisation en meules, dite procédé des forêts, est encore la meilleure; un degré de calcination de plus produit la *braise;* ces deux combustibles ne sont employés que par les petits ménages et causent souvent des accidents.

Charbon de tourbe. Encore moins usité que la tourbe ellemême.

Charbon de houille ou coke. Il peut s'obtenir par carbonisation (procédé de Jars, 1770) ou par distillation. Cette dernière méthode, indiquée par Genssanne qui l'avait trouvée lui-même par hasard, est aujourd'hui la plus employée; le coke provenant des cornues à gaz est le meilleur pour les foyers domestiques, et actuellement c'est le combustible le plus employé après le bois.

Les agglomérés sont formés de débris de toutes sortes de combustibles et moulés en briques. Depuis quelques années cette industrie a pris une extension considérable et l'on fabrique des agglomérés non plus seulement en vue d'utiliser les débris, mais encore pour donner aux houilles des formes régulières permettant un emmagasinage plus facile.

L'agglutination a lieu le plus souvent à l'aide de goudron minéral provenant des usines à gaz M. Lespiau avait, en 1859, émis des craintes sur l'emploi de pareils combustibles. Mais cette manière de voir fut combattue par M. Guérard (1) qui montra que dans certains cas où l'agglomération était obtenue par compression et par calcination (dans le charbon de Paris de M. Popelin Ducarre, par exemple) on n'avait pas à redouter de pareils dangers; il demandait du reste, en terminant, une étude

(1) Voyez sur ce sujet :

LESPIAU. Influence que peuvent avoir sur la santé publique les agglomérés de houille, et

GUÉRARD. Note sur la fabrication des pérus artificiels et des houilles agglomérées, in Ann. d'hyg. et de méd. lég., 2e série, t. IX (1858), p. 289 et 217.

nouvelle et approfondie sur les agglomérés obtenus à l'aide du goudron. Quoique ce désir n'ait pas été réalisé, je ne crois pas que les craintes de M. Lespiau aient été justifiées.

Un combustible bien moins répandu que les précédents est *la tannée*. On nomme ainsi le résidu des écorces qui ont servi à la préparation des peaux, une fois que l'acide tannique a été épuisé. Elle est utilisée soit en poussier, soit en mottes; sa combustion lente et son prix peu élevé en font une matière précieuse pour les classes pauvres.

Il faut rapprocher de la tannée quelques autres produits encore plus rarement employés.

D'après Ducpétiaux, en 1833, le nouveau pénitencier de Berne était chauffé avec de la sciure de bois.

En 1834, Péclet fit à la Société d'encouragement un rapport sur un combustible obtenu par M. Pimont à l'aide des résidus des bois de teinture.

A cette même Société furent présentés :

En 1849, par M. Fernandez, des briquettes composées de suif épuré, de sciure de bois, de boules de pin pulvérisées, etc., et en 1855, par M. Durand, un combustible formé de lie de vin, de goudron, et de poussier de charbon.

Il existe enfin depuis quelques années en Europe, sous le nom d'*asphalte du Mexique* ou de *chapapote*, un bitume solide qui vient en réalité des environs de la Havane, et dont il était déjà parlé dans la chimie de M. Dumas, en 1831.

Pour l'allumage des feux, on se sert d'épis de maïs (charbon blanc, allumettes landaises), de boules pyrogènes, ou autres préparations résineuses qui, selon la remarque de M. Gallard, « tiennent une trop minime place dans le chauffage pour pouvoir exercer une influence quelconque au point de vue de l'hygiène » (1).

Il n'en est plus de même de certains combustibles que l'on an-

(1) Dictionn. de médecine et de chirurg. pratiques, art. *Chauffage*, t. VII, p. 203, par Gallard.

nonce souvent pouvoir être brûlés sans danger au milieu des appartements, et permettre par cela même une économie considérable; on ne tarde pas à s'apercevoir qu'ils sont composés en grande partie de bois ou de charbon et par conséquent très-dangereux, vu l'emploi auquel on les destine.

Déjà en 1757, l'on devait avoir été plusieurs fois dupe de pareilles découvertes, puisque lors de la présentation de boules combustibles par le sieur Sureau, l'Académie des sciences se fit « certifier qu'il n'y entrait ni chanvre, ni feuilles d'arbres, ni autre matière végétale qui eût été employée pour cet usage. » Et cependant il devait en être ainsi puisque depuis il n'a plus été parlé de cette invention.

En 1838, B. Delessert présenta à cette même académie un nouvel appareil de chauffage et un nouveau combustible dus à M. Joyce, dont il était grand bruit en Angleterre, et qui permettaient moyennant 60 centimes de chauffer pendant vingt-quatre heures une chambre de grandes dimensions. Gay-Lussac et Thénard durent réunir leurs efforts pour montrer qu'un pareil combustible n'était que du charbon de bois épuré et que l'appareil offrait tous les inconvénients des braseros; ce qui n'empêcha pas M. Pitay de présenter la même année, encore une nouvelle préparation de charbon, et en 1867, nous avons pu voir de nouveau la découverte de ce même mode de chauffage.

Cependant le Conseil d'hygiène et de salubrité était revenu à plusieurs reprises sur les dangers de ces combustibles, et M. Chevallier disait, quelques années plus tard, en insistant sur cette question, que « tout ce qui avait été dit n'était pas encore assez connu. » C'est pourquoi je me suis appesanti sur ce sujet sur lequel je reviendrai encore à propos des accidents.

Mais je veux dès maintenant rapporter un fait cité par M. Chevallier pour bien montrer le danger de ces combustibles.

Le 7 avril 1849, trois servantes de l'institution dirigée par Miss C. M... furent trouvées asphyxiées, et cependant on s'était servi de combustible vendu très-cher et présenté sous la dénomination trompeuse de « combustible préparé destiné à être brûlé dans plusieurs poêles portatifs. »

Miss M... ayant été traduite en justice fut acquittée, et aucun blâme ne lui fut infligé, car elle avait été trompée par l'annonce.

Je terminerai ce qui a trait aux combustibles solides en indiquant certains procédés que l'on croyait devoir donner une économie considérable et qui consistent à mêler aux combustibles de l'argile, de la pierre à chaux ou autres matières analogues.

Déjà en 1770, Venel avait montré à propos des briques ou boules de houille mélangées avec de la terre glaise dont Carrey (1) avait essayé d'introduire l'usage en France, que ce procédé n'était nullement économique, et que le seul avantage qu'il pouvait présenter « se bornait peut-être à tirer un meilleur parti du fraisil » (2). Et cependant Rumford, et après lui Bertholet pronèrent, en 1802, le mélange d'argile cuite aux combustibles comme moyen d'augmenter la chaleur produite. Quant à la pierre à chaux, des expériences faites à l'hôpital Saint-Louis, en 1819, d'après les idées de sir William Congrève, eurent pour résultat une perte de 66 francs pour 6 hectolitres de chaux employés.

II. — Combustibles liquides.

Les principaux sont les alcools et les huiles.

Les alcools ne sont pas employés pour le chauffage, ils servent seulement à alimenter les lampes à alcool qui sont en réalité de vrais appareils de chauffage inventés en 1685 par Du Val (3).

(1) Voy. Cahier imprimé par le gouvernement à l'imprimerie royale, sous le titre de : Procédés pour employer le charbon de terre.

(2) Instructions sur l'usage de la houille, publiées par ordre des États de la province de Languedoc (avec figures). Avignon, MDCCLXXV.

Ce livre, sans nom d'auteur, est dû à Venel, professeur de médecine à la Faculté de Montpellier.

(3) Du Val. Le Foyer de campagne et de cabinet, etc. Paris. L'auteur et Estienne Michallet, MDCCLXXXV. In-12.

Les huiles doivent être divisées en huiles végétales et animales, employées pour l'alimentation de l'éclairage ; et huiles minérales, les seules dont j'aie à m'occuper.

On connaît, sous les noms de bitume, d'asphalte, d'huile de pétrole, d'huile de naphte, etc., un grand nombre de carbures d'hydrogène, tous inflammables et pouvant assez facilement se transformer les uns en les autres.

L'huile de naphte est fluide, transparente, limpide.

Le pétrole est un liquide noirâtre, oléagineux.

Le bitume et l'asphalte sont solides ou au moins pâteux.

En Europe, où l'on trouve le plus souvent des carbures solides, on n'avait pas songé à les utiliser pour le chauffage ; mais en Amérique, où l'on rencontre le pétrole en quantités énormes et quelquefois à la surface du sol, on tenta de l'employer pour les machines à vapeur ; et, en 1864, de nouveaux essais furent faits en Angleterre, quoique cependant on traitât d'illusions les résultats que l'on espérait.

Depuis, l'importation de ce liquide en Europe a pris une extension considérable, et, en 1867, M. Bègue présenta à la Société d'encouragement des fourneaux et des appareils de chauffage par l'huile de pétrole. En mars 1868, à propos d'une note de M. Henri Deville sur « l'huile de pétrole et les autres huiles minérales, » M. Dumas fit ressortir les dangers de leur emploi, et M. Thénard ajouta que, pour ce motif, la marine avait dû renoncer à les utiliser pour ses machines. Toutefois, sur les observations de M. Elie de Beaumont et de M. Séguier, il fut conclu que l'on ne devait pas renoncer définitivement à ces produits qui présentent l'immense avantage de chauffer très-rapidement (1). Depuis cette discussion, et pendant l'été dernier, a fonctionné sur le chemin de fer aboutissant au camp de Chalons une locomotive chauffée à l'huile de pétrole.

Quant aux dangers de ces combustibles, et du pétrole en par-

(1) Voy. *Union médicale*, numéro du 14 mars 1868, Bullet. de l'Académ. des sciences.

ticulier, quoique réels, ils paraissent avoir été exagérés, et ne doivent pas (au moins si cette huile est bien purifiée) être plus à redouter que pour les poudres et l'alcool, qui sont cependant d'un usage journalier.

Toutes ces huiles minérales diverses proviennent d'Amérique, où il existe des sources considérables; à Oil-Creek, une fissure donnait, en 1859, 1,817 litres d'huile pure en vingt-quatre heures. On trouve cependant des gisements, bien moins importants il est vrai, dans l'ancien continent et particulièrement en France : à Gabian, près de Béziers, et dans les départements de l'Ain et du Bas-Rhin. En Angleterre, il existe dans le Flintshire une houille particulière, dite *cannel-coal*, qui, par distillation, fournit du pétrole. Les mines de bitume de Zante sont fort anciennes. En Asie, ces divers produits sont encore plus communs qu'en Europe ; le bitume se trouve en quantité sur les bords de la mer Morte, et l'huile de naphte dans l'île de Naphtalia, dans la mer Caspienne, etc. Les sources de pétrole de Hitt paraissent avoir été connues de toute antiquité. Suivant Hérodote (I, 179), elles furent utilisées pour la construction des murailles de Babylone, et, selon les livres saints, pour l'édification de la tour de Babel.

III. — Combustibles gazeux.

Il est un nombre assez considérable de gaz pouvant s'enflammer, et qui, par conséquent, pourraient être employés comme combustibles. Les principaux sont :

L'hydrogène H,

L'oxyde de carbone CO,

Le protocarbure d'hydrogène ou gaz des marais C^2H^4,

Le bicarbure d'hydrogène ou gaz oléfiant $C^4 H^4$.

On a proposé plusieurs fois l'emploi de l'*hydrogène*. C'est une question déjà ancienne, puisque, dès 1838, de nombreuses communications ont été faites à l'Académie des sciences à ce sujet. Cette étude a été poursuivie depuis par M. Jobard et aussi par M. Gillard. Ce dernier avait même, en 1845, établi dans les ateliers de M. Christophe des appareils pour le chauffage et l'éclairage par l'hydrogène, et l'on considérait alors le problème comme en pleine voie de solution (Jacquelain). Malheureusement, depuis, la question a peu avancé, et n'a été reprise que tout dernièrement par M. A.-A. Vial, qui vient de présenter à l'Académie des sciences une brochure sur la *Fabrication industrielle de l'hydrogène comme gaz d'éclairage et de chauffage* (1). Je montrerai, un peu plus loin, les inconvénients et surtout les avantages qui me paraissent résulter de l'emploi de ce gaz. Quant à la manière de le produire, j'y reviendrai forcément, à propos de la décomposition de l'eau, dans le paragraphe sur les comburants.

Les gaz autres que l'hydrogène n'ont pas été utilisés isolément; mais l'usage de leur mélange, connu sous le nom de *gaz de l'éclairage*, tend à se répandre de plus en plus. Voici un tableau moyen de sa composition emprunté à M. Ser.

ÉLÉMENTS.	VOLUME dans un mètre cube.	POIDS dans un mètre cube.	PUISSANCE CALORIQUE	
			au mètre cube.	au kilogram.
Hydrogène protocarb.	0m,59	0k,429	5061	8282
— bicarboné.	0 ,09	0 ,025	277	454
Oxyde de carbone. . .	0 ,07	0 ,088	241	345
Hydrogène.	0 ,21	0 ,019	551	1093
Azote.	0 ,04	0 ,050	»	»

L'invention de gaz de l'éclairage remonte, ainsi que chacun le sait, à Philippe Lebon, ingénieur français, qui avait voulu

(1) Voy. *Union médicale*, numéro du 4 juin 1868. In Bulletin de l'Académie des sciences, p. 850.

employer son thermolampe à la fois au chauffage et à l'éclairage. On peut, du reste, en voir une preuve dans le Mémoire lu à l'Institut en l'an VII. En l'an VIII, il présenta au gouvernement un appareil spécialement destiné au chauffage (1). Mais son invention ne fut pas appréciée en France; elle fut transportée en Angleterre, et, en 1815, les étrangers nous rapportèrent la découverte de Lebon, que Windsor avait voulu s'approprier.

Toutefois, les premiers essais dans le but d'utiliser pour le chauffage le gaz de l'éclairage (le *gaz-light* des Anglais) sont dus à Robison, secrétaire de la Société royale d'Edimbourg, et, en 1833, Payen fit un rapport à la Société d'encouragement sur les appareils employés pour cette application.

Aujourd'hui, le chauffage par le gaz de l'éclairage s'est beaucoup répandu, et le procédé pour l'obtenir est encore celui de Lebon, quoique cependant ce ne soit plus le bois que l'on distille, mais bien plutôt la houille. Le résidu est le coke. Déjà en 1809 M. Ebelmen avait proposé de distiller ainsi tous les combustibles de mauvaise qualité, et d'utiliser pour le chauffage le gaz provenant de cette distillation.

DES COMBURANTS.

J'ai déjà dit que l'oxygène était le corps comburant par excellence, et en réalité, il est le seul employé dans les applications. Il se trouve du reste en grandes quantités dans la nature : l'air en contient un cinquième de son volume; l'eau, 89 pour 100 de son poids. Quelques corps, tels que le chlorate et l'azotate de potasse, peuvent en donner des quantités encore plus considérables; et précisément à cause de cette propriété ils sont employés dans les cas où on veut une défla

(1) Pour plus de détails, voy. Notice historique sur Lebon. In Bullet. Soc. encouragem., 2e série, t. III (1856), p. 437, et aussi Note sur le chauffage au gaz, etc., 2e série, t. V (1858), p. 100.

gration complète et instantanée, pour les fulminates et les poudres, par exemple.

Dans les combustions ordinaires c'est l'air qui fournit l'oxygène. Cependant il est facile de comprendre que ce mélange ne contenant qu'un cinquième d'élément comburant, les quatre cinquièmes d'azote doivent occasionner des pertes, soit en diminuant l'intensité de la combustion, soit en absorbant une certaine quantité de chaleur qui est entraînée avec les produits dont il faut nécessairement se débarrasser ; aussi depuis longtemps a-t-on cherché à remplacer l'air atmosphérique par de l'oxygène pur, et en 1852, la Société d'encouragement a proposé un prix de 6,000 francs pour la production industrielle de l'oxygène.

Ce problème vient d'être résolu à l'aide du permanganate de potasse par MM. Tessié du Motay et Maréchal, et nous avons pu voir, l'hiver dernier, l'application de leur procédé pour l'éclairage de la place de l'Hôtel-de-Ville (1). Depuis, en février 1868, M. Mallet a adressé une note à l'Académie des sciences sur un autre procédé de fabrication de l'oxygène au moyen du perchlorure de cuivre (2).

On a aussi tenté d'extraire l'oxygène de l'eau et, au premier abord, la question paraît séduisante ; car, si l'on parvenait à décomposer l'eau, on obtiendrait à la fois un combustible (l'hydrogène) et un comburant (l'oxygène), dont la réunion reproduirait de l'eau. Mais il est facile de voir que la question ainsi posée n'est susceptible d'aucune application. Pour décomposer l'eau, il faudra bien évidemment une somme de chaleur (ou toute autre force équivalente) égale à celle que produira la re-

(1) Pour la description et la figure de ces appareils, voir L'ILLUSTRATION (26e année), numéro du 25 janvier 1868. Le nouvel éclairage de la place de l'Hôtel-de-Ville et la question de la production économique de l'oxygène, par M. Legrand.

(2) UNION MÉDICALE, numéro du 29 février 1868, in Bulletin de l'Académie des sciences.

combinaison de ses éléments; et l'on n'aura pour tout résultat qu'une perte représentant les frais de manipulation.

M. Payen avait déjà exprimé cette idée en 1827, dans un rapport sur une question adressée par M. Nichault, relative au perfectionnement des fourneaux. Voici ses propres paroles :

«M. Nichault indique la décomposition de l'eau par les foyers incandescents comme un moyen efficace d'apporter une grande économie dans l'emploi des combustibles, et par suite d'arrêter la destruction de nos forêts. L'oxygène et l'hydrogène, dit-il, qui composent l'eau sont combustibles et augmentent l'intensité du calorique avec une grande force. On voit que privé de notions exactes acquises par l'étude complète de la science, M. Nichault, mû d'ailleurs par des motifs louables, a cru trouver une solution facile du problème.

«L'eau, en effet, n'est qu'un combustible brûlé ; et l'en extraire au moyen du charbon incandescent qui s'empare de son oxygène, puis ensuite le brûler de nouveau, coûterait autant de chaleur que cette nouvelle combustion en reproduirait.» (1).

Et cependant je crois l'idée de Nichault applicable; voici dans quelles conditions :

Dans nos foyers nous sommes loin de tirer parti de toute la chaleur produite. Les cheminées n'utilisent en général que 15 p. 100 de la chaleur développée par le combustible ; tandis que pour certains appareils de chauffage (les poêles par exemple), cette quantité peut être portée jusqu'à 90 p. 100. Mais ces derniers sont dangereux et par suite peu employés. Nous payons donc ainsi, par la différence de chaleur utilisée, c'est-à-dire par 75 p. 100 du combustible employé, l'agrément et la salubrité des cheminées. Un quart seulement du combustible sert pour le chauffage ; les trois autres quarts payent le luxe d'une cheminée.

N'y aurait-il pas avantage, dans ces conditions, à décomposer au dehors, dans des appareils spéciaux, de l'eau dont les éléments seraient ensuite brûlés dans nos foyers sans perte consi-

(1) PAYEN. In Bullet. Soc. encour., 26e année (1807).

dérable? Car je montrerai que dans ce cas il n'est pas besoin de se débarrasser des produits de la combustion, et que l'on peut par conséquent utiliser toute la chaleur produite.

Payen lui-même avait, dans le rapport que j'ai déjà cité, montré la possibilité d'utiliser la chaleur perdue selon les idées de Nichault, et cela en plaçant au-dessous du foyer un vase rempli d'eau. « La chaleur rayonnante du foyer, dont ordinairement la plus grande partie va en pure perte échauffer les corps environnants, s'emploie utilement ici à produire et à chauffer la vapeur. Celle-ci, entraînée par le tirage, passe au travers du charbon incandescent, s'y décompose, » et ses éléments étant brûlés, fournissent de nouveau de la vapeur d'eau. De plus, l'eau contenue dans le vase fait miroir et reflète ainsi une partie de sa chaleur.

On voit que pour nous la production au moyen de l'eau, d'oxygène et d'hydrogène, pouvant être utilisés pour le chauffage, n'est pas définitivement jugée, et je terminerai ce sujet en signalant les observations faites par M. Riche (1) à propos des expériences de MM. du Motay et Maréchal sur l'emploi de l'oxygène pour l'éclairage, et dont quelques-unes, entre autres une immense canalisation à établir, des fuites considérables à redouter, sont encore vraies pour l'application de ce gaz au chauffage.

Volume d'air nécessaire à la combustion.

Supposons que l'on brûle du charbon et que le produit soit de l'acide carbonique CO^2, on a $C+2\,O=CO^2$ et en équivalents : $6+2\times 8=22$. Donc pour transformer 6 kilog. de charbon en acide carbonique, il faut $2\times 8=16$ kilog. d'oxygène. Pour 1 kilog. de charbon, il faudra donc $\frac{16}{6}$ ou 2 kilog. 667 d'oxygène. Si l'on emploie de l'air, comme le mélange ne contient que $\frac{23}{100}$ d'oxygène, il faudra, pour brûler 1 kilog. de charbon, $2^k,667\times\frac{100}{23}$ d'air atmosphérique, c'est-à-dire $11^k,594$.

(1) Riche. Le chaud et le froid (conférence faite à la Sorbonne), in Revue des cours scientifiques, 5e année, numéro du 29 février 1868.

Si de la composition en poids on passe à la composition en volumes, on trouve que 2k,667 d'oxygène équivalent à $\frac{2,667}{1,43}$ m. cube d'oxygène = 1m c,865.

Donc, pour transformer 1 kilog. de charbon en acide carbonique, il faut 2k,667 ou 1mc,865 d'oxygène.

Pour l'hydrogène, le calcul est tout à fait analogue, il faut 8 kil. d'oxygène pour transformer 1 kil. d'hydrogène en eau, et $8 \times \frac{100}{23}$ ou 34k,784 d'air. Pour avoir le volume, il suffit de diviser par 1,293, et l'on a $\frac{34,784}{1,293}$ = 26 mc,850.

Donc, pour transformer 1 kil. d'hydrogène en eau, il faut 34k,784 ou 26mc,850 d'air.

Moyennant ces résultats, et par un calcul tout à fait identique, on trouverait, étant donnée la composition chimique d'un combustible quelconque, le poids ou le volume d'oxygène nécessaire pour en brûler 1 kilogramme. Seulement il faudra tenir compte de l'oxygène qui entre dans ce combustible et qui se combine avec l'hydrogène pour donner de l'eau.

Le nombre que l'on trouve ainsi n'est pas suffisant dans la pratique; la quantité d'oxygène brûlé n'étant guère que la moitié de celle fournie par le foyer, il faudra donc doubler le chiffre obtenu.

Voici, d'après M. Ser, les quantités d'air nécessaires dans ces conditions pour les divers combustibles avec le volume de gaz formés.

COMBUSTIBLES (1 kil.).	VOLUME D'AIR nécessaire.	VOLUME DE GAZ formés.
Bois ligneux.	9 m.c. 40	10 m.c. 08
Bois à 30 0/0 d'eau.	6 » 58	7 » 42
Charbon de bois.	15 » 28	15 » 28
Tannée	6 » 34	7 » 18
Tourbe.	7 » 96	8 » 78
Houille moyenne.	16 » 70	17 » 28
Coke à 2 0/0 de cendres.	17 » 40	17 » 40
Coke à 15 0/0 de cendres.	15 » 10	15 » 10

Outre l'oxygène, il est encore quelques corps qui peuvent servir de comburants; ce sont : le chlore, le brome et l'iode. Par rapport à l'oxygène, ils jouent le rôle de combustible, mais au point de vue du chauffage ils n'ont jamais donné lieu à la moindre application.

DES PRODUITS DE LA COMBUSTION.

Je nommerai ainsi tous les corps produits par la combustion, c'est-à-dire par l'oxydation des combustibles. Nous avons vu qu'ils devaient être volatils. J'ai montré en outre que l'hydrogène et le carbone étaient les éléments essentiels des divers combustibles. Je vais donc étudier d'abord l'action de l'oxygène sur le carbone et l'hydrogène ; puis je passerai à l'action de l'oxygène et surtout de ce mélange d'oxygène et d'azote, qui constitue l'air atmosphérique sur les divers combustibles.

L'hydrogène ne fournit, dans les conditions ordinaires, qu'un oxyde : l'*eau*. Après la combustion, on la retrouve à l'état de vapeur; elle ne peut avoir aucune action nuisible et c'est là une des principales raisons pour lesquelles on ne doit pas abandonner l'idée du chauffage par l'hydrogène.

Le carbone fournit avec l'oxygène deux composés principaux : l'oxyde de carbone et l'acide carbonique.

L'oxyde de carbone, CO, est un degré d'oxydation moins avancé que l'acide carbonique CO^2 ; on conçoit donc qu'il puisse s'unir à l'oxygène, c'est-à-dire être brûlé ; il produit alors de l'acide carbônique et donne une flamme bleue que l'on voit souvent apparaître au-dessus des foyers. L'oxyde de carbone est non-seulement impropre à la respiration, mais il est encore vénéneux; $\frac{1}{100}$ suffit pour tuer un oiseau (Leblanc). Une quantité même assez faible dans une atmosphère confinée produit des maux de tête, de l'assoupissement, un état de malaise général joint à un engourdissement particulier, que l'on attribue le plus souvent à la vapeur de charbon.

L'acide carbonique ne présente point tous ces dangers; il est seulement impropre à la respiration, en ce qu'il ne peut pas entrenir la combustion de notre organisme; mais il n'est nullement délétère. Je ne crois pas avoir besoin d'insister sur ce fait; il me suffira, pour le prouver, de rappeler que nous buvons tous les jours des eaux fortement chargées d'acide carbonique et aussi la fameuse histoire de la Grotte du Chien, où le même animal sert pendant des années à montrer aux visiteurs les dangers de ce gaz. Une fois l'animal asphyxié, il suffit de le porter au dehors pour le ramener à la vie.

On voit, d'après cela, que dans les combustions, il y a tout intérêt, tant au point de vue de l'hygiène qu'au point de vue de l'économie, à produire de l'acide carbonique plutôt que de l'oxyde de carbone, c'est-à-dire à produire une *combustion complète.*

Le carbone et l'hydrogène se trouvant dans nos foyers à une haute température en présence de l'oxygène, forment non-seulement des oxydes, mais ils s'unissent encore entre eux et donnent des *carbures d'hydrogène.* Le nombre de ces carbures est très-considérable, pour ainsi dire infini; tous les jours on en découvre de nouveaux; les principaux sont : le gaz des marais, le gaz oléfiant, le gaz de l'éclairage, le pétrole, diverses huiles empyreumatiques, etc., etc.

Le gaz des marais (grisou C^2H^4) et le *gaz oléfiant* (C^4H^4) n'entretiennent pas la vie; mais ils ne sont point vénéneux. Le bicarbure a en outre une odeur fortement nauséabonde. Toutefois ces deux gaz ne peuvent agir sur l'économie, que d'une manière analogue à celle de l'acide carbonique, et sont par suite moins dangereux que l'oxyde de carbone.

Tels sont les composés binaires auxquels donnent lieu le plus communément l'oxygène, l'hydrogène et le carbone; mais ils peuvent aussi former des produits tertiaires, tels que l'*acide acétique pyroligneux* ($C^4H^4O^4$), l'*acide phénique* ($C^{12}H^6O^2$) et beaucoup d'autres moins importants pour nous. Je puis maintenant, après ces notions préliminaires, aborder l'étude des produits de la combustion.

Les combustibles sont formés d'oxygène, d'hydrogène, de carbone et d'azote. Le corps comburant qui est mis en contact avec eux est un mélange d'oxygène et d'azote. Si nous remarquons que l'azote n'a que des affinités peu énergiques; que par conséquent il doit jouer un rôle à peu près passif; nous pouvons, en ne tenant pas compte pour le moment de son action, considérer l'ensemble des combustibles et du comburant comme composé seulement d'oxygène, d'hydrogène et de carbone, et parmi les produits de la combustion, nous pourrons retrouver non-seulement ces trois corps simples, mais encore leurs composés binaires et ternaires, que nous avons déjà étudiés.

Quant à l'azote, il donne seulement avec l'hydrogène un peu d'ammoniaque (AzH^3), que l'on reconnaît à son odeur piquante et en ce qu'il provoque les larmes; enfin, suivant la remarque toute récente de M. Frœhde, il faut tenir compte de traces de cyanogène (C^2Az), qui peuvent aussi se produire et dont il faut ajouter l'influence toxique à celle de l'oxyde de carbone. Ainsi donc, en résumé, dans les produits de la combustion, on pourra retrouver divers des corps suivants:

I. Corps simples		Carbone, hydrogène, oxygène, azote.
II. Composés binaires.	Oxydes	Vapeur d'eau, oxyde de carbone, acide carbonique.
	Carbures d'hydrogène.	Gaz des marais, gaz oléfiant pétrole, goudron, huiles empyreumatiques, etc.
	Composés de l'azote..	Ammoniaque, cyanogène.
III. Composés ternaires		Acide acétique, acide phénique, etc.

La fumée, qui se dégage au-dessus de nos cheminées et qui représente, à nos yeux, les parties solides des produits de la combustion, est en réalité un mélange de ces divers corps en proportions variables. Et voici, selon M. Debette (1), entre quelles limites (composition en volumes) :

	Fumée noire.	Fumée légère.	F. incolore.
	—	—	—
Acide carbonique......	11 00	8 00	10 86
Oxygène............	7 20	12 90	11 48
Oxyde de carbone.....	1 55	0 18	»
Hydrogène...........	0 58	0 93	0 33
Azote...............	79 67	77 99	77 33
Vapeur d'eau......... } Carbone............ }	en proportions variables.		

Une portion se condence sur les parties froides dans l'intérieur du tuyau et donne la *suie*.

M. Reichenbach a fait une étude approfondie de ce corps. Le reste, entraîné par le tirage de la cheminée, vient se répandre dans l'atmosphère, constituant une fumée plus ou moins noire, suivant qu'elle contient plus ou moins de particules de charbon entraînées; elle peut même être tout à fait incolore.

On a cherché à apprécier le rapport de la quantité de charbon ainsi entraînée (noirets) à la masse totale du combustible brûlé. M. Delezenne, tout en reconnaissant que $\frac{18}{100}$ est un chiffre trop fort, croit qu'il y aurait de l'exagération à ne l'évaluer qu'à $\frac{5}{100}$.

D'après lui, pour la ville de Lille, où la consommation de houille par l'industrie est, par jour de travail, de 126,413 kilogrammes, il tomberait, chacun de ces jours, sur la surface de la ville, 6,320 kilogrammes de noirets, soit 0 gr. 0247 sur chaque mètre carré. Dans chaque mètre cube d'air, il s'en trouverait 0 gr. 03415, et chaque individu en avalerait ainsi 4 *décigrammes* par journée de travail, et, en tenant compte du chauf-

(1) Ce tableau, ainsi que ceux qui précèdent, sont extraits de ceux beaucoup plus complets donnés par M. Ser in. Cours de physique industrielle fait à l'École centrale pendant l'année scolaire 1865-66, rédigé par les élèves et autographié.

fage des habitations, il faudrait, dit toujours M. Delezenne (1), doubler ce chiffre.

Ce résultat est certainement exagéré, et je pense, avec M. Ser, que le rapport de charbon qui passe au charbon qui brûle est au plus de $\frac{6}{1000}$. On peut même dire que cette proportion n'est jamais atteinte ; ce chiffre se rapporte en outre aux machines de l'industrie, et, s'il est applicable aux calorifères, il est encore certainement trop fort pour les cheminées de nos habitations. Quoi qu'il en soit, cette quantité considérable de charbon versé dans l'atmosphère a dû préoccuper les esprits, et on a dû prendre des mesures pour la diminuer. C'est là le rôle des appareils fumivores : « Ils doivent prévenir la production de la fumée, et non brûler celle-ci, comme on le dit souvent. En effet, au sortir du foyer, les gaz renferment le carbone à l'état de combinaisons hydrogénées et incolores ; le contact de l'air enflamme les gaz qui se décomposent par suite de la combinaison de leur hydrogène avec l'oxygène de l'air, et c'est alors seulement que le carbone, devenu libre, se dépose sous forme de nuages noirs et fuligineux. A cet instant, on n'a plus aucune prise sur lui, et il est irrévocablement perdu comme combustible, tout en produisant les incommodités qui ont conduit l'administration à intervenir dans la question. Le problème est donc, non pas de brûler la fumée des charbons, mais de brûler les charbons sans fumée » (2). On voit donc que ce n'est pas la *fumivorité*, mais bien plutôt la *combustion complète* que l'on doit rechercher. Je n'ai pas l'intention de traiter ces questions ; elles ne rentrent que trop indirectement dans le cadre que je me suis imposé. Je me bornerai seulement à faire remarquer qu'il y aurait tout intérêt pour l'hygiène à ce que la combustion complète fût réalisée. Les produits étant alors simplement de l'eau et de l'acide carbonique,

(1) Delezenne. Rapport de la commission nommée par le conseil central de salubrité du département du Nord, in Bull. Soc. encourag., 2e série, t. II (1845), p. 472.

(2) *Dictionn. génér. des sciences*, art. Grilles, Fumivores (E. G.), p. 1281.

on éviterait par ce moyen de répandre dans l'atmosphère divers gaz nuisibles, l'oxyde de carbone en particulier, et aussi ces particules de charbon, qui, bien sûrement, doivent favoriser les dépôts étudiés sous le nom d'anthracosis par de nombreux observateurs, entre autres par mon maître regretté, Natalis Guillot. On aurait en outre l'avantage de développer, avec un poids donné de combustible, une somme de chaleur plus considérable, non pas que la fumivorité puisse produire une grande économie; il y a, pour cela, trop peu de charbon entraîné; mais il n'en est pas de même de la combustion complète. Si, en effet, à l'aide des tableaux que j'ai donnés, on calcule la chaleur perdue, on trouve, dans le cas de :

Fumée noire. . . 10,08 0/0 de perte,
Fumée légère. . 7,61,
Incolore. . . . . 1,64 (1).

Dans nos foyers domestiques, la fumée est très-légère, souvent presque incolore. Aussi je ne crois pas que la perte due à l'absence de combustion complète dépasse 5 pour 100 au maximum, et, dans tous les cas, on voit bien le peu d'importance de ces questions pour les habitations privées.

Il est d'un bien plus grand intérêt d'assurer le dégagement de la fumée qui est au moins incommode et dans certains cas dangereuse. Nous verrons, dans le chapitre suivant, comment on obtient ce résultat à l'aide de la ventilation, et, à propos des accidents, je parlerai des inconvénients et des dangers de la fumée.

Je dois cependant, pour l'intelligence de ce que j'aurai à dire, indiquer les moyens à l'aide desquels on obtient une combustion à peu près complète.

D'après l'instruction rédigée par le conseil d'hygiène et de salubrité publique de la Seine, les produits de la combustion

(1) SER. Cours déjà cité, p. 92.

exigent, pour s'enflammer, deux conditions : 1° leur mélange avec l'air en proportion convenable ; 2° une haute température de ce mélange.

C'est pour remplir ces conditions qu'ont été imaginées une foule de dispositions qui ont toujours pour but de faire passer les produits de la distillation du combustible nouvellement introduit sur le combustible ancien en pleine ignition. Les plus communes sont les foyers à alimentation inférieure et les foyers à flamme renversée, dont je dirai quelques mots à propos de l'histoire du chauffage.

Quand le combustible a été brûlé, il reste dans le foyer un résidu pulvérulent qui constitue les *cendres*. La composition en est variable suivant le corps employé. Celles des végétaux contiennent surtout de la potasse et de la soude.

L'anthracite et la houille donnent des quantités de cendres très-variables. La tourbe, de 4 à 5 pour 100. Le bois, environ 2 pour 100.

VALEUR D'UN COMBUSTIBLE.

C'est une chose complexe et difficile à déterminer, d'autant plus que nous avons à envisager cette valeur à la fois au point de vue de l'industrie et de l'hygiène.

1° *Valeur industrielle*. Elle dépend surtout de la quantité de chaleur dégagée par l'unité de poids du combustible, c'est-à-dire de sa puissance calorifique (1).

Un grand nombre de physiciens (entre autres Rumford, Laplace et Lavoisier, Favre et Silbermann, Marcus Bull, Berthier) ont cherché à déterminer cette puissance calorifique pour les divers combustibles. Je n'ai pas à entrer dans le détail de leurs

(1) On nomme calorie la quantité de chaleur nécessaire pour élever de 1 degré la température de 1 kilogramme d'eau et puissance calorifique d'un combustible le nombre de calories produites par la combustion complète de 1 kilogramme de ce combustible.

expériences. J'indiquerai seulement les nombres qu'ils ont trouvés :

pour l'hydrogène. 34462
et le carbonne 8080

et je rappellerai la loi établie par Dulong qui permet de trouver la puissance calorifique d'un combustible quelconque, connaissant sa composition chimique et les puissances calorifiques de l'hydrogène et du carbone. Cette loi, que l'on a reconnu depuis pour n'être pas parfaitement exacte dans les cas où le combustible contient plus de 10 p. 100. d'hydrogène, mais qui cependant donne des résultats assez approchés pour les applications, est la suivante :

La puissance calorifique d'un combustible est égale à la somme des quantités de chaleur dégagées par les éléments qui le composent, en ne tenant pas compte de l'hydrogène qui peut former de l'eau avec l'oxygène du combustible.

Une seconde donnée importante, quand on apprécie la valeur industrielle d'un combustible, c'est le prix. Le tableau suivant, emprunté au cours de M. Ser, donne les prix de revient des 100,000 calories avec la puissance calorifique pour les combustibles les plus usuels :

	PRIX DE REVIENT du kilogramme.	PUISSANCE CALORIFIQUE.	PRIX DE REVIENT des 100,000 calories
	f.		f.
Tout-venant.	0 035	7500	0 46
Gaillette.	0 050	7800	0 64
Bois.	0 060	3000	2 00
Charbon de bois.	0 200	6300	3 00
Gaz d'éclairage.	0 500	10180	5 00

NOTA. — Le gaz de l'éclairage est pris au tarif de Paris, 30 centimes le mètre cube.

Enfin, dans beaucoup de nos appareils de chauffage, il n'y a d'utilisée que la chaleur rayonnée, et il y avait intérêt à connaître le rapport de la quantité de chaleur rayonnée à la quantité totale de chaleur dégagée. Rumford est le premier qui ait entrevu cette question, et Péclet a fait des expériences à ce sujet. Voici les rapports qn'il a donnés :

Houille. . . . . . . Coke. . . . . Charbon de bois .	0,55	Bois. 0,29	Tourbe. 0,25	Huile, 0,16

2° *Valeur hygiénique.* A ce point de vue, il est pour chaque combustible des avantages et des inconvénients spéciaux qui font qu'il est impossible de donner un conseil précis. Il faut se borner à quelques indications générales que je vais indiquer et qui devront être prises en sérieuse considération.

CHOIX D'UN COMBUSTIBLE.

Le soufre qui, dans certains pays, en Sicile par exemple, pourrait être avantageusement employé, est rendu impossible par les vapeurs d'acide sulfureux.

La tourbe brûle mal et a un pouvoir rayonnant très-faible ; elle produit en outre une huile empyreumatique qui a une action particulièrement irritante sur les muqueuses oculaire et bronchique. Il en est de même du charbon de tourbe. Aussi, malgré de nombreux encouragements, ce combustible n'est-il employé que sur les lieux de production.

La braise et en général le charbon de bois sont, d'après Ebelmen, les combustibles qui donnent lieu au plus fort dégagement d'oxyde de carbone; aussi, occasionnent-ils souvent des accidents, d'autant plus que, malgré un prix de revient considérable, ils sont très-employés par les classes pauvres ; la facilité de la vente au petit détail et la commodité pour l'allumage de petites quantités en sont les causes; la tannée est de beaucoup préférable, malgré sa mauvaise odeur.

Les houilles sont de tous les combustibles le moins cher, mais, outre qu'elles ont l'inconvénient de salir tout ce qu'elles touchent, elles contiennent souvent des pyrites de fer qui en brûlant donnent des produits sulfureux, désagréables et même dangereux à respirer. Aussi ne peut-on les employer que dans les appareils dont le tirage est très-énergique.

Le coke ne présente pas ces inconvénients ; toutefois, la difficulté que l'on éprouve pour l'allumer, le peu de flamme qu'il produit, les appareils spéciaux qu'il exige, le rendent bien moins agréable que le bois, qui est sans contredit le plus hygiénique de tous les combustibles solides; et parmi eux on doit surtout rechercher «les bois tendres, qui brûlant avec beaucoup plus de rapidité et beaucoup plus complétement, donnent à la fois une température plus élevée et une flamme plus longue et plus continue» (1). C'est pour cela que les vieux bois vermoulus, les sarments de vigne donnent un feu si agréable. Cependant, je dois faire observer, à l'occasion des vieux bois, que les peintures ou injections dont ils ont été pénétrés peuvent quelquefois par la calcination donner des produits toxiques.

Les huiles minérales, le pétrole en particulier, contiennent, quand elles ne sont pas bien purifiées, des gaz spontanément inflammables qui les rendent très-dangereuses. Il paraît n'en être pas ainsi dans le cas contraire. Toutefois elles sont encore trop peu et surtout depuis trop peu de temps employées pour le chauffage domestique pour que l'on puisse avoir une idée exacte de leur valeur.

Les combustibles gazeux offrent plusieurs avantages. Ils permettent d'allumer le feu instantanément, de lui donner avec une facilité excessive telle activité que l'on veut, et de l'éteindre avec la même rapidité. En outre on n'a plus à faire de provisions et l'on évite ainsi une perte de temps et de combustible qui permet de réaliser dans certains cas une grande économie.

(1) TARDIEU. Dictionn. d'hygiène publique et de salubrité, 2e édit.; Paris, 1862, t. I, p. 559, art. *Combustibles*.

Pour le gaz de l'éclairage en particulier, malgré le prix excessif de 30 centimes le mètre cube auquel il est maintenu à Paris par le fait du monopole, il y a encore souvent avantage à l'employer et l'on ne peut douter que l'usage n'en divienne général, comme cela a déjà lieu à Londres, si les tarifs étaient abaissés dans des limites raisonnables.

Quant à l'hydrogène, il présente non-seulement tous les avantages des combustibles gazeux, mais il jouit encore d'une propriété qui lui est spéciale et qui est pour l'hygiéniste du plus haut intérêt. Ce corps produit en brûlant de la vapeur d'eau qui n'est point délétère comme l'oxyde de carbone, pas même impropre à la respiration comme l'acide carbonique.

Selon les ingénieurs anglais au contaire, dont l'opinion a été rapportée par M. le général Morin, il y aurait tout intérêt à introduire dans les lieux habités de l'air à un degré notable d'hygrométricité (1). Il ne serait donc plus nécessaire de se débarrasser des produits de la combustion, et l'on pourrait se servir d'appareils à foyer découvert, ce qui permettrait d'utiliser toute la chaleur produite. Par le seul fait de la condensation de cette vapeur d'eau, une nouvelle quantité d'air devra s'introduire dans l'appartement, assez considérable pour entretenir le foyer, mais nullement exagérée comme cela a lieu par les cheminées. On aura ainsi à la fois les avantages des braseros comme appareils de chauffage et des cheminées comme appareils de ventilation, sans avoir aucun de leurs inconvénients.

Il ne faudrait cependant pas croire que le chauffage par le gaz soit à l'abri de tout reproche.

L'absence de provisions à conserver que j'ai indiquée comme un avantage peut dans quelques cas devenir un désagrément, et, chose beaucoup plus grave, il peut se déclarer des fuites qui forment avec l'air des mélanges détonnants et exposent à de

(1) Général A. Morin. Note sur l'assainissement de l'air par la vapeur d'eau in C. R. de l'Acad. des scienc. et aussi in Bull. de la Soc. encour., 2e série, t. X (1863), p. 688.

terribles dangers. Pour le gaz de l'éclairage, son odeur particulière le fait reconnaître facilement, tandis que, pour l'hydrogène, une des raisons que l'on a le plus fait valoir contre lui est précisément cette absence d'odeur. Selon moi ce prétendu défaut est bien racheté par l'impunité qu'il y a à respirer l'hydrogène, impunité qui n'existe pas pour le gaz de l'éclairage. Et de plus, quelle chose s'opposerait à ce que l'on établît sur le trajet des tuyaux des témoins nombreux? Et si l'on tenait absolument à ce que l'hydrogène eût une odeur, ne pourrait-on pas le mélanger à quelque matière fortement odorante, et qui cependant n'eût pas d'action nuisible sur la santé?

D'après ces considérations, le chauffage par l'hydrogène est une idée à poursuivre et je ne doute pas qu'un jour elle ne soit réalisée. Pour moi ce combustible est de beaucoup préférable aux huiles minérales qui, bien certainement, présentent tout autant de dangers, bien préférable aussi à ce rayon de soleil que M. Simonin a appelé le combustible de l'avenir, et qui malheureusement n'est encore entrevu qu'à travers des nuages (1).

(1) Simonin. Conférence faite au Cercle agricole de Paris, in Revue des cours scientiques, 4e année, no 13, p. 199.

« Il faut donc chercher dans un combustible spécial le combustible de « l'avenir... Il faut se servir du soleil comme combustible, il faut, laissez-« moi dire le mot, mettre le soleil en bouteilles..... Comment y arri-« vera-t-on?.. Je l'ignore... Ce sera, je pense, au moyen de substances « assez réfractaires pour que la chaleur les pénètre sans les fondre que « l'on emmagasinera les rayons solaires. »

CHAPITRE II.

Du chauffage et de la ventilation en général, de leur utilité et de leur nécessité ; de la manière de les réaliser dans les divers appareils.

I. — DU CHAUFFAGE.

En France et à Paris en particulier, la température varie en moyenne entre + 3° et + 18°, et, dans des cas extrêmes, elle a pu atteindre les deux limites suivantes :

— 23°,5 (25 janvier 1795)
+ 39° (8 août 1863).

Au dehors il est facile de résister au froid ; l'exercice est pour cela le moyen par excellence, et au fond il ne diffère pas des autres procédés de chauffage, puisqu'il parvient à augmenter notre chaleur naturelle par une dépense plus considérable de mouvement. Le combustible seul est changé. C'est notre organisme tout entier qui remplace le bois ou le coke du foyer (1), et notre système nerveux est le régulateur qui active cette combustion.

Mais dans l'intérieur de nos habitations, où il ne nous est pas toujours possible de produire en nous assez de chaleur pour faire équilibre aux causes de refroidissement qui nous environnent, il devient utile d'élever la température. Seulement, il est très-difficile de fixer le degré le plus convenable, et ce fait se comprend aisément, si l'on songe que la sensation de chaud ou de froid est variable pour chaque individu, et le plus souvent, une chose toute d'imagination.

Toutefois, je rappellerai ici les chiffres généralement indiqués :

Pour un atelier manuel, une bonne température serait de

(1) Voir, pour plus de développements, GAVARRET, op. cit.

12° à 13°; 15° ou 16° conviendraient pour un bureau, et l'on doit maintenir à 17° ou 18° une chambre de malade, ou plus généralement l'habitation de toute personne pour laquelle il n'est plus simplement utile, mais nécessaire de se chauffer. Je me trouve ainsi conduit à parler de la *nécessité du chauffage*.

Pour pouvoir exécuter ses fonctions notre corps a besoin d'une température d'environ 37°, et s'il se trouve dans un milieu plus froid, loin de tendre à se mettre en équilibre de température, comme le ferait un corps inerte, il réagit et développe une quantité de chaleur suffisante pour se maintenir à cette température de 37°, malgré les pertes dues surtout au rayonnement (1). Mais si nous supposons que, pour une cause quelconque, cette réaction soit insuffisante, le corps ne fournissant plus autant de chaleur qu'il en perd, tend à se refroidir de plus en plus et dès lors le chauffage devient nécessaire. Je vais indiquer les divers individus qui se trouvent dans cette condition; ce sont :

1° *Les enfants naissants* et surtout ceux qui naissent *avant terme;* et si, chez certains animaux, dans des circonstances analogues, on a invoqué l'absence de poils ou de plumes comme favorisant le refroidissement, on doit, dans ce cas, l'attribuer, au moins en grande partie, à la petitesse du volume (2). Dans les applications thérapeutiques, on tire parti de ces diverses remarques; ainsi, tout en plaçant des boules d'eau chaude auprès des nouveau-nés non à terme, on a encore soin de les en-

(1) Nous voyons que, quoique notre corps soit continuellement à la température de 37°, il suffit pour qu'il ne se refroidisse pas que nos appartements soient à 12° ou 18°, selon les cas. Cette différence de 19° à 25° est la somme de chaleur fournie à chaque instant par notre corps aux espaces environnants. Elle pourrait être évaluée en calories et représenterait la somme de combustions qui s'opèrent en nous, que l'on pourrait ainsi calculer en supposant connue et invariable la température du corps pendant tout le temps de l'expérience.

(2) Paul Bert. In Nouveau Dictionn. de médecine et de chirurgie pratiques, art. *Chaleur animale*, t. VI, p. 557 et suiv.

velopper de coton, dans le but de former un tégument protecteur qui s'oppose au refroidissement et peut-être aussi pour augmenter le volume.

2° *Les vieillards avancés* dont la production de chaleur, au moins par les oxydations respiratoires, est moindre que dans l'âge adulte.

3° *Les convalescents*, et chez eux ce qui fait défaut ce n'est pas, comme dans le cas précédent, l'énergie de la réaction, elle est, au contraire, souvent excessive, mais bien le combustible. Déjà affaiblis par des maladies antérieures, ils ne peuvent supporter la perte de substance qu'exige leur calorification. C'est pour ménager les forces dont ils peuvent encore disposer que l'on devra employer le chauffage.

4° *Les inanitiés* qui, à ce point de vue, peuvent être tout à fait comparés aux convalescents (1). Ils manquent les uns et les autres d'aliments pour entretenir leur propre combustion.

5° *Certains malades*, plus ou moins refroidis. Monneret a fait une classe particulière de ces sortes de maladies, qu'il a désignées sous le nom d'*algidités*, et dont le caractère essentiel est l'abaissement de la température, soit de tout le corps, soit d'une de ses parties seulement. Je vais, à ce sujet, entrer dans quelques détails, suivant du reste en tous points le *Traité de pathologie* du savant professeur de la Charité (2).

A. J'examinerai d'abord les cas où le refroidissement est général. « La réfrigération arrive alors sous l'empire de quatre lésions différentes : 1° les maladies du cœur, 2° du poumon, 3° du système nerveux, 4° du sang. »

Pour les maladies du cœur (telles que communication anor-

(1) Chossat. Mémoire sur l'inanition, in Mém. de l'Acad. des sciences (savants étrangers), 1843.

Bouchardat. De l'Alimentation insuffisante (Th. conc. Paris, 1852), in-8.

(2) Ed. Monneret. Traité de pathologie générale; Paris, 1857, t. II, p. 52 et suiv.

Hirtz. In Dictionn. de médecine et de chirurgie pratiques, t. VI, p. 793, De la Chaleur dans les maladies.

male du cœur droit avec le cœur gauche, quelquefois cardite, péricardite et autres maladies aiguës), la gêne qu'éprouve la circulation suffit à elle seule pour expliquer la faible production de chaleur.

Pour les poumons, organe principal de notre calorification, on conçoit que toute cause qui restreint beaucoup et avec rapidité le champ de la respiration doit amener le refroidissement. (C'est ce qui peut se présenter dans ces cas de pneumonie, de pleurésie, de tubercules.)

La part du système nerveux est facile à comprendre, si l'on se souvient du rôle de régulateur que nous avons dit être sous sa dépendance. Et ainsi se trouvent expliqués les froids subits que l'on note quelquefois dans les fièvres typhoïdes, les péritonites, les perforations intestinales, etc.

Enfin, l'altération du sang par des poisons (opium, ergot de seigle, alcool, urée) ou des venins (vipères et autres serpents), ayant pour effet de suspendre l'innervation, peut devenir une cause de refroidissement.

Je dois faire observer toutefois que ce n'est que dans des cas très-rares que se montrent de tels phénomènes ; mais il suffit qu'ils puissent exister pour que j'aie dû les noter ici comme pouvant donner lieu à des applications médicales du chauffage.

Il est enfin trois maladies essentiellement constituées par l'algidité, sans que l'on puisse remonter au delà du fait pathologique, et dans lesquelles l'intervention de la chaleur comme moyen thérapeutique apparaît bien plus naturellement; ce sont: 1° le choléra; 2° le sclérème; 3° l'algidité progressive. Sur ces trois maladies, deux sont spéciales aux enfants nouveau-nés, et l'on ne doit pas en être surpris si l'on songe combien sont sensibles à toutes les causes de refroidissement les enfants au moment de la naissance. «Alors, dit encore Monneret (1), la principale et la meilleure partie du traitement est le réchauffement

(1) Ed. Monneret. Traité de pathologie interne, in-8, Paris, t. III, p. 495 et 511.

artificiel au moyen du calorique ; » et au sujet du choléra : « La première indication consiste à réchauffer le malade, et, pour cela, sont bons tous les corps chauds, etc., etc. »

B. Dans les cas où la réfrigération est partielle, il faut en chercher la cause, soit dans l'obstruction de l'artère principale (cependant, expérience contradictoire de M. Onimus) (1), soit dans la section du nerf, ou, plus généralement, l'affaiblissement de l'inervation, et c'est ainsi que doit s'expliquer le froid dont se plaignent les paralytiques ; soit enfin, dans la diminution de la quantité du sang.

Telles sont les maladies algides de Monneret. On conçoit qu'il puisse être utile d'appliquer le chauffage à leur thérapeutique ; mais il existe encore d'autres applications de la chaleur à l'art de guérir, et, tout en n'insistant pas plus longuement, je ne puis m'empêcher de signaler l'article *Calorique* de Trousseau (2), et aussi le *Traité de l'incubation* de Guyot (3). J'aurais même dû, dans le chapitre qui traitera des appareils de chauffage, m'étendre sur les procédés à l'aide desquels on obtenait l'incubation ; si déjà depuis longtemps on n'avait renoncé à cette méthode qui était loin de présenter les avantages que lui attribuait son auteur (4).

Enfin, le chauffage est encore nécessaire :

6° *Aux gens inactifs*, et, sous cette désignation, il ne faut pas seulement comprendre ceux qui se laissent saisir par le froid pendant le sommeil ou un repos trop prolongé. L'inaction doit être entendue d'une manière plus générale. Elle n'est que relative, et tel individu qui, par un exercice convenable, parvenait à se réchauffer dans des conditions ordinaires, pourra, si le froid

(1) Onimus. De la théorie dynamique de la chaleur dans les sciences biologiques (Th. doctorat méd.); Paris, 1866.

(2) Trousseau et Pidoux. Traité de thérapeutique et de matière médicale, 7e édition, 1862, t. II, p. 541.

(3) J. Guyot. Traité de l'incubation et de son influence thérapeutique. In-8, Paris, 1840.

(4) J.-N. Demarquay. Applications de la chaleur, etc... In Nouv. Dict. de méd. et de chirurg. prat., t. VI, p. 380.

est trop rigoureux ou trop longtemps prolongé, ne plus réagir suffisamment, et dès lors il devient inactif, non pas que son travail ait diminué, mais la résistance qu'il a à surmonter étant devenue plus considérable, le cas est tout à fait analogue.

7° On voit ainsi que dans certaines conditions le chauffage peut devenir *nécessaire pour tous*. Si l'on ne voulait y recourir, on s'exposerait à tous les accidents qui accompagnent le froid excessif et qui ont été, à diverses reprises, si complétement étudiées par M. le professeur Bouchardat ; il me suffira de les rappeler :

1° Lassitude, tendance au sommeil ;

2° Faiblesse générale, surtout des organes respiratoires ;

3° Circulation ralentie, congélation partielle ;

4° Maladies diverses (coryza, angines, bronchite, pleurésie, pneumonie, rhumatismes, etc.) ;

5° Mort provenant, soit de la faiblesse générale des organes, soit des diverses maladies occasionnées par le froid.

Nous verrons plus tard comment on parvient à élever la température de nos appartements ; mais il me faut dès à présent indiquer les principes de la *transmission de la chaleur*, pour faire comprendre comment nous pourrons utiliser celle qui nous sera fournie par les divers combustibles.

La chaleur nous est transmise de deux manières :

1° Par rayonnement. Autrefois, on croyait qu'un corps chaud émettait autour de lui et dans toutes les directions des rayons calorifiques. Il faut admettre aujourd'hui qu'il est un centre de mouvement qui se transmet de proche en proche. Quelle que soit l'explication que l'on veuille adopter, les rayons ou les ondes qui viennent nous frapper nous communiquent de la chaleur, et c'est pour en augmenter le nombre que l'on place derrière et souvent sur les côtés des foyers des surfaces métalliques, sur lesquelles doit s'opérer une réflexion. C'est encore dans ce but que ces surfaces ont été ondulées de manière à *multiplier les surfaces de chauffe*, et que le contre-cœur a été incliné en avant.

Par ces moyens, on augmente considérablement la chaleur rayonnée.

2° Par conductibilité, et le plus souvent c'est l'air qui sert de conducteur; il s'échauffe au contact du foyer et de ses parois, pour venir nous abandonner ensuite l'excès de chaleur qui lui avait été communiquée. C'est surtout le cas des poêles, des calorifères à air, et aussi des cheminées à bouches de chaleur.

C'est donc la chaleur sous l'une de ces deux formes, rayonnée ou transmise, que nous devons chercher à utiliser dans nos appareils. Malheureusement ils sont, en général, mal construits, et n'utilisent souvent que 10 pour 100 de la chaleur produite par les combustibles. Que deviennent alors les 90 centièmes restants? Ils constituent ce que l'on appelle bien à tort la *chaleur perdue.* Il n'est en effet de chaleur perdue que celle employée à chauffer les murs extérieurs, et, par conséquent, l'habitation voisine. On voit combien il est facile de remédier à cet inconvénient. Aussi peut-on presque dire qu'il n'est pas de chaleur perdue. Celle que l'on nomme souvent ainsi n'est perdue que pour le chauffage; en réalité elle se transforme en ventilation. Ce fait, qui à première vue peut paraître extraordinaire, est maintenant très-facile à expliquer, à l'aide de la nouvelle théorie de la chaleur. De la somme de mouvement déterminée par la combustion une portion se transforme en chaleur, l'autre en ventilation.

Le chauffage et la ventilation ne sont donc que deux manifestations d'un même phénomène. Après avoir étudié la première, nous allons passer à l'examen de la seconde.

II. — DE LA VENTILATION.

J'ai montré que l'oxygène de l'air entretenait la combustion en se transformant en produits impropres à la continuer; si donc l'on ne veut pas que le feu s'éteigne de lui-même faute d'aliments comburants, il faut à la fois évacuer ces produits et introduire autour du combustible de nouvelles quantités d'air pur.

C'est la *ventilation* qui produit ce double résultat; mais ce n'est pas seulement à ce point de vue pratique qu'elle est nécessaire; elle est encore indispensable au point de vue de l'hygiène.

La respiration, qui au fond est une véritable combustion, exige, elle aussi, la présence incessante d'air pur, et, par conséquent, toutes les causes pouvant vicier l'air de nos habitations nécessiteront une ventilation plus ou moins énergique.

Les trois principales, qui peuvent du reste se grouper sous une seule dénomination : combustions diverses, sont le chauffage, l'éclairage et la respiration elle-même; mais il faut, en outre, ajouter toutes celles indiquées dans les traités d'hygiène, et provenant, soit de principes chimiquement définis (gaz, poussières), soit de miasmes ou autres émanations quelconques (1). Il existe enfin, un dernier cas où la ventilation est au moins agréable: c'est celui où l'air est seulement trop chaud, sans avoir cependant subi aucune altération notable.

On voit donc combien sont nombreuses les conditions où la ventilation est, non-seulement utile, mais souvent nécessaire. Je vais maintenant indiquer comment s'exécute ce renouvellement de l'air, en d'autres termes : *le mécanisme de la ventilation*.

Supposons une masse d'air considérable, et, pour entrer immédiatement dans notre sujet, soit l'air qui remplit une maison et l'entoure de tous côtés. Si nous concevons que, pour une cause quelconque, une portion de cet air, celui d'une des chambres par exemple, vienne à être échauffé, il se dilatera, diminuera de densité, et, devenant ainsi plus léger, il tendra à gagner les parties supérieures ou de densité moindre. Si donc, dans ce mouvement d'ascension, il peut trouver une issue quelconque, il se déversera à l'extérieur au-dessus du toit, tandis que dans la chambre, où s'est fait un vide relatif, devra affluer de l'air de tous les points environnants, par suite de l'excès de pression.

(1) Voir pour plus de développements, sur les Altérations de l'air, les divers traités d'hygiène, celui de Becquerel en particulier, et aussi Leçons orales, professées par M. Bouchardat.

De telle sorte que de l'air chaud aura été remplacé par de l'air nouveau plus froid, qui sera échauffé et remplacé à son tour, et ainsi se trouvera établie la ventilation. On conçoit du reste que le sens de ce mouvement puisse être renversé dans des conditions particulières, si, par exemple, l'air extérieur est plus chaud que l'air intérieur. Ce qu'il suffit d'avoir bien présent à l'idée, c'est la diminution de densité de l'air chaud, son transport vers les parties plus froides, et, enfin, la substitution de l'air environnant à l'air chaud évacué; il me reste maintenant à examiner comment, à l'aide de nos appareils, nous pouvons établir un système de ventilation.

Il faut d'abord distinguer, suivant que la ventilation doit avoir lieu en même temps que le chauffage, ou indépendamment de lui; en d'autres termes, il faut distinguer la ventilation d'hiver de la ventilation d'été. C'est précisément cette question qui complique beaucoup le chauffage des établissements publics, et qui a été, à diverses reprises, si sérieusement étudiée; mais, dans les conditions où je me suis placé, ne considérant que le chauffage des habitations privées, le problème devient beaucoup plus simple et se résout tout naturellement.

Pour la *ventilation d'hiver*, il n'est en rien surprenant qu'elle soit réalisée en même temps que le chauffage et à l'aide des mêmes appareils, puisque nous avons vu que chauffage et ventilation ne sont que deux manifestations différentes de la chaleur développée par les combustibles : aussi M. le général Morin écrivait-il dernièrement que « les questions qui se rattachent au chauffage et à la ventilation sont tellement solidaires et connexes, au moins pendant les saisons froides, qu'il est à peu près impossible de les séparer » (1).

On peut, je crois, aller plus loin et j'espère avoir montré que ce n'était absolument qu'une seule et même question. Le grand point de nos appareils de chauffage est de partager *convena-*

(1) Gal A. Morin. Manuel pratique de chauffage et de la ventilation des lieux habités, p. 1.

blement la chaleur en deux portions : l'une, chaleur destinée à nous échauffer, l'autre, ventilation destinée à débarrasser des produits insalubres. C'est du parfait équilibre de ces deux parts que dépendront surtout les qualités des appareils. Malheureusement ils sont loin de réaliser aujourd'hui cette condition. Dans les braseros la ventilation est nulle, elle est de beaucoup trop faible dans les poêles et souvent tout à fait excessive dans les cheminées. Je poursuivrai un peu plus loin l'étude du chauffage et de la ventilation simultanés, mais j'ai à dire auparavant quelques mots de la *ventilation d'été*.

Ce que l'on se propose dans ce cas, c'est de rendre les habitations plus salubres et plus fraîches, par un renouvellement d'air plus considérable. On emploie pour cela une foule de procédés très-simples et connus de tout temps : tels que la fermeture des volets et des vitres du côté du soleil, et au contraire l'ouverture des portes et des fenêtres du côté opposé ; enfin, l'arrosage au moyen d'eau dont l'évaporation activée par un courant d'air produit un abaissement sensible de la température. Mais il est en outre un moyen encore plus efficace, c'est la *ventilation naturelle* (*the spontaneous ventilation* des Anglais).

« La différence seule des températures intérieure et extérieure et par suite celle des densités de l'air extérieur et de l'air intérieur sont susceptibles de produire dans les conduits d'évacuation et d'arrivée des vitesses suffisantes pour assurer le renouvellement de l'air d'une manière convenable. On obtient alors ce qu'on nomme une ventilation naturelle » (1).

M. le général Morin a trouvé que le volume d'air dont une cheminée ordinaire déterminait ainsi l'évacuation quoique variable pouvait cependant, dans certains cas, atteindre 400 m. cubes par heure. Cependant il peut arriver que, dans les salons de réception par exemple, où de nombreuses personnes sont réunies dans des appartements splendidement éclairés, cette

(1) A. MORIN, op. cit., p. 37.

ventilation naturelle, toute considérable qu'elle est, soit insuffisante ; et, pour les cas de ce genre, M. Morin a fait connaître un moyen aussi simple qu'ingénieux de l'augmenter énormément. Le procédé consiste à faire arriver dans la cheminée, à la hauteur de 1 ou de 2 mètres au-dessus du foyer, un tuyau en fer ou en cuivre, muni de quelques becs de gaz que l'on pourra allumer et dont toute la chaleur sera utilisée pour la ventilation. Dans les cas où l'on ne pourrait avoir de gaz, il est aisé de le remplacer par une petite lampe que l'on placerait à la même hauteur. Il sera en outre excessivement facile, surtout si l'appartement est muni de calorifères ou simplement de cheminées ventilatrices, de faire arriver de l'air frais venant des caves. En Angleterre, on a même imaginé de charger cet air de principes odorants, « de manière à produire successivement les parfums d'un champ de lavande ou d'un bouquet d'orangers. » On peut voir, dans l'ouvrage du Dr Reid (1), le récit très-curieux de pareilles expériences. Il attribue à cette ventilation des effets certainement exagérés sur l'appétit et surtout sur la santé. Toutefois, on ne peut s'empêcher de reconnaître, avec M. Morin (2), que malgré l'apparence un peu excentrique de ces réflexions les conséquences en sont justes, et qu'une ventilation convenable ne peut que contribuer à entretenir toutes les fonctions dans un état satisfaisant, en même temps qu'elle laisse plus de lucidité à l'intelligence.

Cette manière de ventiler, à l'aide de la chaleur, les apparte-

(1) Reid. Illustrations of the theory and pratice of ventilation.

Voici l'une des plus curieuses de ces excentricités :

« Pendant tout le temps du dîner, les convives (membres de la Société « royale d'Édimbourg) ne firent aucune remarque spéciale; mais le « maître d'hôtel qui avait fourni le repas et qui était familier avec leurs « habitudes, fit remarquer aux commissaires que l'on avait consommé « trois fois plus de vin qu'à l'ordinaire et qu'en définitive, à la fin du « repas, il avait été obligé d'envoyer chercher beaucoup plus de voitures « pour reconduire les convives chez eux, » d'après la traduction de M. Morin, in Annales du Conservatoire des arts et métiers, t. III, p. 133, Renseignements sur la ventilation, recueillis en Angleterre en 1862.

(2) A. Morin. In Ann. du Conservatoire, t. III (1862).

ments pendant l'été nous fait voir une première application du chauffage et de la ventilation réunis et je me trouve ainsi ramené à l'étude que momentanément j'avais abandonnée et que je vais continuer.

Utilisation de la chaleur.

Nous avons vu, qu'en ne tenant pas compte d'une minime quantité de chaleur perdue, la chaleur totale fournie par les combustibles devait être considérée comme se fractionnant en trois parties :

Chaleur de ventilation.—Chaleur rayonnée.—Chaleur transmise. Nos appareils de chauffage ne diffèrent, en réalité, que par leur façon d'utiliser spécialement l'une de ces trois fractions.

A la chaleur de ventilation correspond la cheminée;
A la chaleur rayonnée le brasero;
A la chaleur transmise le poêle.

Si donc il était possible de déterminer théoriquement les rapports de ces trois quantités, le meilleur appareil de chauffage serait immédiatement trouvé; malheureusement la chose n'est pas possible, les données mêmes du problème sont variables, selon que l'on se placera au point de vue de l'hygiène ou au point de vue de l'industrie. Dans le premier cas, on cherchera à augmenter la ventilation et l'on sera porté à préférer les cheminées. Dans le second, on cherchera à augmenter la quantité de chaleur et les poêles ou les calorifères deviendront alors des appareils de prédilection. L'on voit donc déjà apparaître la difficulté que j'ai déjà signalée, de partager convenablement la chaleur en chaleur proprement dite et ventilation. Mais, en supposant ce problème résolu, il y aurait encore à indiquer le partage de la chaleur en chaleur rayonnée et chaleur transmise. Il n'est pas en effet indifférent de se chauffer devant un large foyer ou dans une sorte d'étuve. D'après M. Gallard, il faut tenir compte de ce que la chaleur n'agit pas de la même manière sur les corps vivants, suivant qu'elle est *obscure* ou *lumineuse*. C'est un point sur lequel il a insisté dans un travail présenté, en 1855, à l'Académie de médecine, et il s'est fondé sur cet argument pour conseiller, dans certains cas, l'emploi du feu découvert de la cheminée préférablement à tout autre mode de chauffage. « Cette préférence est justifiée, non pas seulement parce que l'aspect du foyer est plus agréable et parce qu'il égaye et anime la pièce dans laquelle il pétille, mais parce qu'il y a une autre chose, et cette autre chose est plutôt pressentie que nettement définie » (1).

On ne saurait douter de cette influence de la chaleur lumineuse ou pour mieux dire de la chaleur rayonnée sur les êtres vivants ; il suffit de comparer les fruits venus en serre chaude avec ceux qu'a fait mûrir un soleil ardent pour s'en faire une idée. On sait en outre que l'absence de lumière suffit pour étioler les plantes comme les animaux, et Trousseau recommande d'exposer les convalescents devant un foyer large, bien nourri et flamboyant, quand l'insolation sera rendue impossible par un motif ou par un autre (2).

On comprend donc tout l'avantage qu'il y aurait à utiliser surtout la chaleur rayonnée, c'est-à-dire les grandes cheminées. Malheureusement elles consomment des quantités considérables de combustible : aussi ont-elles été souvent remplacées par d'autres appareils plus économiques. Abordant maintenant la question dans ses détails, je vais indiquer comment est utilisée la chaleur dans nos divers appareils.

J'ai déjà dit qu'avec les *braseros* et en général les foyers découverts, la ventilation était nulle. Ce fait n'est parfaitement exact que si la pièce est close de toutes parts. C'est ce qui n'existe pas en général ; aussi ces appareils, qui sont parfaits pour le

(1) Gallard. In Dict. de médecine et chirurgie pratiques, t. VI, p. 222 (article Chauffage).

(2) Trousseau et Pidoux. Traité de thérapeutique et de matière médicale. 7e édit., 2 vol. in-8, t. II, p. 554 (article Calorique).

chauffage puisqu'ils utilisent toute la chaleur rayonnée et toute la chaleur transmise, ne présentent pas, dans les conditions ordinaires, des dangers si réels que l'on pourrait se l'imaginer tout d'abord. J'espère le prouver un peu plus tard.

Par les *cheminées ordinaires*, c'est-à-dire sans bouches de chaleur, la ventilation est parfaite, souvent même exagérée aux dépens du chauffage ; ce qui fait qu'au point de vue économique ces appareils sont détestables, vu leur dépense de combustible : les meilleurs utilisent à peine 10 à 12 p. 100 de la chaleur produite. Avec de pareilles cheminées, on peut, d'après M. le général Morin, « augmenter la ventilation naturelle de 300 mètres cubes d'air par kilogramme de houille brûlée et, comme on peut y brûler facilement 4 kilog. de houille par heure, il s'ensuit que le volume d'air qu'une semblable cheminée d'appartement est susceptible d'évacuer peut être évalué à 1,200 mètres cubes au moins par heure. L'expérience montre aussi que la quantité de chaleur emportée par l'air évacué s'élève à 6,000 ou 6,500 unités par kilogramme de charbon brûlé, c'est-à-dire au moins au 7/8 de la chaleur totale développée par la combustible » (1).

Si l'on songe que cette masse énorme d'air chaud évacué est remplacée par de l'air froid qui vient de l'extérieur à travers les fentes et emporte toute la chaleur transmise ; que, de plus, la quantité de chaleur rayonnée, déjà très-faible puisque le rayonnement n'a lieu que d'un côté, est encore amoindrie par l'insuffisance de l'ouverture de la cheminée, laquelle, dans bien des cas, ne dépasse pas 25 décimètres carrés ; on conçoit facilement que l'air froid, dans son trajet des ouvertures à la cheminée, puisse absorber toute la chaleur que le combustible fournit à l'appartement. Aussi, dans des cas pareils, on a beau établir des doubles portes et des doubles fenêtres ; comme il faut, si le feu

(1) A. Morin. Expériences sur les effets de ventilation produits par les cheminées d'appartements, in Comptes rendus de l'Ac. des sciences, t. LVI (1863), p. 16.

continue à brûler, qu'il soit alimenté d'oxygène, il se fera un appel d'air à travers les fentes du parquet et malgré les tapis; et, en définitive, quoi que l'on fasse, on ne parviendra jamais à réchauffer sa chambre. Si même à l'extérieur le froid est un peu vif, la chaleur renvoyée par la cheminée ne compensant plus la perte due à l'arrivée incessante de l'air, le seul résultat sera d'abaisser la température intérieure jusqu'au degré du dehors et de produire des *vents coulis*. Si enfin, par excès de précautions, on avait pu arriver à empêcher tout courant d'air, la chambre sera alors rendue inhabitable par la quantité de fumée, ou même de gaz insalubres. Aussi Franklin disait qu'avec de pareilles cheminées « il est beaucoup plus sain de se tenir en pleine rue » (1). J'ai supporté pendant longtemps de semblables inconvénients; plus je faisais du feu, moins je parvenais à réchauffer ma chambre. Je n'aboutissais qu'à me griller les jambes et les pieds, tout en ayant continuellement le dos et la partie supérieure du corps gelés. De plus, un air vif et froid soufflait désagréablement sur ma tête. Ma seule ressource était alors d'avancer un canapé devant le feu, de m'y allonger tout de mon long en ayant soin de préserver ma tête derrière le dossier qui me servait ainsi de paravent. Le bois, ne produisant pas assez de chaleur et surtout pas assez de chaleur rayonnée, j'étais obligé de brûler de la houille que j'avançais autant que possible en dehors de la cheminée; mais les vapeurs sulfureuses qu'elle émettait, jointes à ma position horizontale forcée, ne tardaient pas à m'occasionner de violentes migraines, et je finissais toujours par suivre le précepte de Franklin et j'allais me réchauffer en plein air ou dans quelque bibliothèque dans laquelle je consultais un ouvrage sur le chauffage. Tel fut le point de départ de mes études sur cette question, et je ne serais pas surpris qu'il ne fallût rapporter à une cause analogue le grand nombre d'ouvrages qui existent sur le chauffage. Je me conten-

(1) B. Franklin. Œuvres traduites de l'anglais, par Barbeu Dubourg, t. II, p. 81 (Description des nouveaux chauffoirs de Pensylvanie).

terai de citer un exemple, le plus vieux de ceux qu'il m'a été donné de rencontrer.

En 1621, *Jean Bernard*, chapelain et aussi architecte, écrivait un tout petit livre(1) sur les inconvénients de la fumée ; et dans sa dédicace « à Messieurs les vénérables doyen, chanoines et chapitre de la chappelle du Roy, à Dijon, » il disait « avoir recogneu les bons auteurs s'être bien donnez de la peine pour treuver des remèdes aux cheminées fumeuses..... mais leurs inventions ne s'être pas heureusement succédées; l'expérience les ayant fait recognoitre toutes avec peu ou poinct d'effect..... Nous sommes affligez, ajoutait-il, notablement de cette incommodité de la fumée et, en mon particulier, j'en ai eu ma bonne part en la chambre que, de votre grâce, vous m'avez affectée pour ma demeure. Aussi croit-il bien faire en enseignant l'infaillible remède à un si fâcheux mal que Dieu lui a enfin fait la grâce de trouver. » Il faut dire que le remède était pire que le mal. Ce pauvre chapelain prétendait traiter de la même façon le vin et la fumée, et il avait voulu adapter un entonnoir aussi bien aux cheminées qu'aux bouteilles. Pour cela, il voulait les cheminées plus larges en haut qu'en bas, de manière à

. . . . . Entonner librement sans refus
Le grave par dessous, le léger par-dessus.

Il n'est pas besoin de faire voir les inconvénients de ce système qui cependant dut avoir une certaine vogue, si l'on en juge d'après la considération dont paraît avoir joui son auteur. Car, outre le quatrain qui lui est adressé et dont je viens de donner les deux derniers vers, on trouve encore en tête du livre les deux sixains suivants :

(1) *Sauvegarde* pour ceux qui craignent la fumée et instruction pour faire cheminées noufves, corriger les vieilles, pour éviter l'incommodité de la fumée, l'accident du feu et naissance de la suie, plus un Traicté des entonnoirs. Le tout d'artifice et invention nouvelle, rare proffitable au public, par M. IEAN BERNARD P. à Dijon, chez Claude Guyot, imprimeur ordinaire du roi. CIƆ.IƆC.XXI, in-12, av. privilége de la cour.

Il n'est point de fumée sans feu.
L'un sert à l'homme, l'autre nuit.
Bernard, dans la cheminée,
Une invention introduit.
Comme il vous fait dedans la vôtre
Conserver l'un et chasser l'autre.

T. Michelot.

Mettre en liberté la fumée
Et le vin en captivité,
Eteindre la suie allumée
Qui souvent en une cité
Cause maint sinistre hasard,
Cela n'appartient qu'à Bernard.

P. Doublet, *imprimeur*.

La singularité du moyen et aussi l'ancienneté du livre (le premier écrit primitivement en français sur les cheminées), que je pourrai du reste comparer avec un ouvrage paru à la même époque en Allemagne, me feront, je l'espère, pardonner cette digression.

Les cheminées à bouche de chaleur utilisent comme celles dont je viens de parler une partie de la chaleur rayonnée, et en outre une assez grande portion de la chaleur transmise. Le principe de leur disposition est très-simple et consiste à faire circuler dans des tuyaux disposés autour du foyer de l'air pur pris au dehors, qui s'échauffe pour être ensuite versé dans l'appartement. Les inconvénients que présentent quelquefois ces cheminées sont dus le plus souvent à leur mauvaise construction et surtout à ce que les tuyaux et bouches de chaleur étant de dimensions trop petites donnent de l'air en quantité insuffisante, à une trop haute température, et tellement desséché que l'on a été quelquefois obligé de mettre sur son trajet une éponge imprégnée d'eau.

Darcet a montré, dès 1842, les inconvénients de ces dispositions pour les calorifères, et a fixé à 20° centigrades la température de l'air à introduire, et à 40 centimètres le diamètre des ouvertures.

Ces prescriptions sont encore très-convenables pour les cheminées ; mais combien de pareils chiffres sont-ils éloignés de ce que l'on voit habituellement! Les bouches n'ont souvent pas plus de 15 centimètres et l'air peut atteindre jusqu'à 100 et 120 degrés.

Il est encore au sujet de ces cheminées une autre question à résoudre. En quel point de l'appartement et surtout à quelle hauteur doivent s'ouvrir les bouches de chaleur?

Le plus souvent elles s'ouvrent dans le jambage de la cheminée à 1 mètre au-dessus du sol, de telle sorte que l'air chaud arrive juste au niveau de la figure des personnes assises devant le foyer; aussi cette disposition est-elle bien évidemment de toutes la plus mauvaise.

On a essayé de faire arriver l'air nouveau par le bas et d'extraire l'air vicié par le haut ; souvent même la disposition des lieux exige ce procédé. A la suite d'une enquête faite, en 1854, pour la Chambre des lords, M. Goldsworthy Gurney avait conclu « qu'il est désirable que l'air nouveau arrive par le haut et que l'air vicié soit extrait par le bas » (1), et cependant on fut obligé d'adopter la disposition contraire. Toutefois l'opinion de M. Gurney est entièrement conforme à celle de M. le général Morin qui a posé les principes suivants :

1° Extraire l'air vicié le plus près possible des personnes et des lieux où il est altéré ;

2° Introduire l'air nouveau le plus loin possible des personnes et à une température voisine de celle que l'on peut conserver à l'intérieur.

On voit qu'en extrayant l'air vicié par l'ouverture de la cheminée et le remplaçant par de l'air arrivant par le plafond, ces principes sont admirablement suivis, on a de plus l'avantage de forcer l'air nouveau à se mélanger à l'air de l'appartement par suite du trajet peu naturel qu'il est obligé de suivre. Nous ver-

(1) In n° 447, p. 41, De l'Enquête de la Chambre des lords, citée in Ann. du Conservatoire, t. III (1862).

rons combien sont parfaitement remplies ces dispositions dans les cheminées dites *ventilatrices* de M. Douglas Galton. Si elles sont bien construites, elles doivent verser dans l'appartement la quantité d'air justement nécessaire pour le tirage, et par suite toute introduction par les joints des portes et des fenêtres sera supprimée ; de plus, l'air versé dans l'appartement doit avoir la température de l'air brûlé et rejeté au dehors. Si ces deux conditions sont remplies, on voit combien est parfaite la distribution de la chaleur en chaleur proprement dite et en ventilation puisqu'il n'y a ni chaleur perdue, ni ventilation exagérée. Aussi je crois que ces appareils, s'ils remplissent les conditions que j'ai énoncées, sont le dernier point de perfection qu'il soit possible d'atteindre avec les cheminées.

Les poêles étant le plus souvent placés au milieu de la chambre utilisent toute la chaleur rayonnée et presque toute la chaleur transmise. Aussi n'est-il point étonnant qu'en réglant, au moyen de registres, la quantité d'air admise, et au moyen d'un parcours de tuyaux convenable, la température, on puisse arriver à utiliser 90 p. 100 de la chaleur totale fournie par le combustible. Mais on conçoit que c'est aux dépens de la ventilation, car on n'évacue alors que l'air qui a servi à la combustion sans renouveler celui de l'appartement. C'est le cas des poêles allemands qui ne sont absolument que des appareils de chauffage ; mais alors la ventilation doit être tout à fait indépendante.

Toutefois, il est encore des circonstances où les produits de la combustion ne sont pas même évacués, c'est quand le combustible étant à peu près consumé, on ferme la clef pour ne pas perdre de chaleur. Alors les produits qui contiennent énormément d'oxyde de carbone, comme à la fin de toutes les combustions, se répandent dans l'appartement et peuvent causer des accidents.

Il serait facile de remédier à ce défaut de ventilation des poêles par une disposition analogue à celle des cheminées ventilatrices. Il suffirait pour cela d'envelopper le tuyau d'un conduit ouvert à ses deux extrémités. L'air du dehors pénétrerait par l'ouverture inférieure et serait versé dans l'appartement par l'ouverture supérieure. Je ne crois pas que cette idée due à Gauger et indiquée de nouveau par Péclet ait été appliquée d'une manière suivie dans la construction des poêles ordinaires.

Ce que j'ai dit à propos des bouches de chaleur étant applicable et suffisant pour les calorifères à air ; de plus, les autres modes de chauffage étant employés uniquement dans les établissements publics, je n'ai plus, pour terminer cette étude du chauffage et de la ventilation en général, qu'à ajouter quelques mots au sujet d'une question qui jadis occupait une très-large place dans les ouvrages de caminologie. Je veux parler de la *fumée*.

Nous avons vu quels étaient les éléments de la fumée et comment elle était composée : 1° d'air non brûlé ; 2° des produits gazeux de la combustion ; 3° de quelques particules solides entraînées qui nous la rendent appréciable à la vue. Si donc il arrive qu'elle nous incommode, c'est que nos appareils de chauffage ne nous débarrassent pas complétement des produits de la combustion, en d'autres termes que la ventilation est insuffisante. Je vais rechercher les causes de ce défaut de ventilation, qui seront en même temps celles de la production de fumée, et cette étude rapprochée de ce que j'ai dit précédemment des désagréments causés par l'excès de tirage des cheminées, formera un ensemble de tous les inconvénients qui peuvent résulter de la ventilation, qu'elle soit exagérée ou insuffisante.

Autrefois, alors que l'on n'avait pas de notions exactes sur le mouvement de l'air dans les appareils, les causes de fumée que l'on avait cependant pu apprécier d'une manière juste étaient groupées sans ordre et en nombre trop considérable. Savot et P. Hébrard particulièrement entrent à ce sujet dans des détails beaucoup trop longs. Aujourd'hui les notions que nous avons sur la ventilation ayant de beaucoup simplifié cette étude, on est tombé dans l'excès contraire et c'est à peine si dans les ouvrages modernes l'on indique les moyens de remédier à la fumée. Il semble que les architectes comme les hygiénistes aient cru qu'il était indigne d'eux de s'occuper de pareilles questions; et cependant c'est précisément à ce sujet que Rumford avait écrit les quelques lignes que j'ai citées dans mon introduction. Aussi, loin de reculer devant de tels scrupules, je vais indiquer les diverses causes qui font fumer nos appareils et en même temps les moyens d'obvier à ce désagrément.

Comme je l'ai déjà dit, la fumée est toujours due à un défaut de ventilation, mais il faut cependant distinguer suivant qu'elle provient : 1° de causes extérieures atmosphériques; 2° de vices de construction des appareils; 3° de mauvaises dispositions de l'appartement.

Causes extérieures. Il faut citer tout d'abord l'état de l'atmosphère. Toutes les fois que la pression barométrique diminue, la densité de l'air diminue aussi. Par suite, la différence des densités de l'air extérieur et des produits gazeux de la combustion, différence en vertu de laquelle a lieu le mouvement d'ascension, diminue elle aussi, et la cheminée pourra fumer si cette différence devient trop peu considérable. C'est ce qui arrive dans les temps pluvieux, et dans ce cas pour éviter la fumée, il suffit d'augmenter le tirage en activant la combustion.

Les vents occasionnent aussi de la fumée quand, s'engouffrant dans le tuyau, ils la rabattent dans les appartements. Les girouettes et les mitres sont des moyens très-simples de remédier à cet inconvénient.

Enfin, une action qui, tout d'abord, peut paraître plus extraordinaire est celle du soleil, lequel peut agir de deux manières : 1° en échauffant la partie supérieure du tuyau dans une assez grande longueur et à tel point que le feu intérieur étant maigre, la ventilation s'établisse de haut en bas et entraîne ainsi la fumée dans les appartements. C'est ce que Pierre Hébrard avait déjà indiqué. « Si, dit-il, la chaleur du feu terrestre contribue à faire monter la fumée, on peut dire que la vibration des rayons du soleil fait un effet tout contraire sur les cheminées. Ces rayons, ayant une direction opposée à celle du feu terrestre, et agissant sur la fumée qui est un corps indifférent à toutes sortes de mouvements, doivent contribuer à l'empêcher de sortir du tuyau. » On ne dirait rien de plus juste aujourd'hui. « Mais, ajoute-t-il, ce raisonnement, quelque solide qu'il paraisse d'abord, n'a pas été généralement approuvé, et nos physiciens modernes ont porté leur vues et leurs découvertes plus loin» (1). On préféra une explication tirée de la prétendue pesanteur des rayons solaires. La seconde manière dont agit le soleil est de beaucoup plus fréquente et tout aussi simple à expliquer. Supposons qu'il échauffe la façade d'une maison, l'air sera entraîné le long du mur par un tirage énergique et sera remplacé par de l'air nouveau qui après être descendu par la cheminée arrivera à travers les joints des fenêtres. Il y aura encore renversement du tirage, et par suite fumée. Cet inconvénient cessera naturellement dès que le soleil aura tourné, mais il serait sans doute évité à l'aide des cheminées ventilatrices.

Parmi les *vices de construction* des appareils qui peuvent occasionner de la fumée il faut mentionner en première ligne : 1° toute disposition procurant une perte de force vive dans l'ascension de l'air, tels sont les tuyaux sinueux, raboteux, étranglés, etc. (2); 2° une trop grande largeur du tuyau, favorisant l'établissement de courants descendants qui rabattent la fumée; et à des degrés moindres ; 3° une hauteur insuffisante de la cheminée, que l'on dit alors commandée ; 4° un foyer trop peu profond et surtout trop large ; 5° un manteau trop haut, etc. On doit aussi rapprocher de ces diverses causes le mauvais ar-

(1) *Caminologie*, op. cit., p. 50.

(2) Voir sur les portes de force-vive : Général A. MORIN : Formules théoriques du mouvement de l'air dans les tuyaux de conduite in Compte-rendu Acad. des sciences, t. XLIV (1862).

rangement du feu, que l'on évitera en élevant suffisamment le combustible au-dessus du foyer au moyen de chenets ou de grilles, et le disposant de telle sorte que, malgré les cendres, l'air arrivant au-dessous puisse le traverser facilement. Le bois vert sera plus difficile à allumer, mais une fois la vapeur d'eau expulsée, il brûlera aussi bien que du bois sec.

Il est en outre une cause de fumée tout à fait spéciale aux appareils munis de bouches de chaleur. Il faut soigneusement éviter toute communication entre les tuyaux à air et le tuyau à fumée. Car alors la fumée peut se produire de deux manières, soit parce que la fumée passe dans le tuyau à air et est ensuite versée par la bouche de chaleur, soit parce que l'air extérieur soufflant au-dessus de la flamme la rabat dans l'appartement.

Parmi les *mauvaises conditions* dépendant de *l'appartement*, il faut citer le défaut d'arrivée d'air nouveau si les fenêtres ou les portes ferment trop bien ; l'action d'un tirage latéral établi par exemple entre une porte et une fenêtre et gênant le tirage de l'appareil de chauffage ; la présence de deux cheminées dans la même pièce : si on les allume toutes les deux, l'air nécessaire pour alimenter la plus énergique arrivera par la seconde dont elle rabattra nécessairement la fumée. Le même inconvénient se présentera si les deux cheminées sont dans deux pièces séparées mais communiquant entre elles, ou si encore les cheminées ont des tuyaux communs. Enfin, on a vu dans quelques cas le passage de la fumée se faire d'une cheminée à l'autre, au-dessus des toits par les ouvertures des tuyaux.

Tous ces faits sont très-simples à expliquer à l'aide de la ventilation, et si j'ai insisté sur ces détails, c'est qu'il est arrivé plusieurs fois que des accidents même très-graves ont été occasionnés par de pareils renversements dans le sens du tirage des cheminées : c'est ce que je montrerai dans le sixième chapitre.

CHAPITRE III.

Histoire du chauffage et de la ventilation.

M. le professeur Fonssagrives disait, il y a seulement quelques mois, à Montpellier, dans sa leçon d'ouverture, que les érudits feraient peut-être un jour l'hygiène des habitations lacustes, et on ne saurait imaginer tout le plaisir que j'ai éprouvé en lisant ce discours. Je travaillais déjà depuis longtemps à ma thèse, et quoique n'ayant pas la moindre prétention au titre d'érudit, j'avais cru devoir rechercher parmi les ouvrages des savants qui ont étudié *l'homme avant l'histoire*, s'il ne se trouvait pas quelques indications ayant trait à mon sujet. J'étais tout désappointé du peu de résultat de mes lectures, quand les paroles que j'ai rapportées sont venues me tirer d'embarras. J'ai pensé que M. Fonssagrives avait peut-être été aussi malheureux que moi dans ses recherches, et que je pouvais, dans tous les cas, me retranchant derrière un archéologue de sa valeur, affirmer en toute confiance que nous ne savons absolument rien sur le chauffage des populations lacustes; je me contenterai seulement de rapporter l'opinion émise en 1756 par Pierre Hébrard.

« Quant aux peuples qui, dit-il, faisaient leurs demeures dans des antres ou des cavernes, il n'y a nulle difficulté à concevoir comment ils y pouvaient faire du feu en toute sûreté sans être incommodés par la fumée qui sortait par l'entrée et par les autres ouvertures faites par la nature » (1).

Pour les premiers peuples historiques, il faut considérer qu'ils habitaient les bords de la Méditerranée ou du golfe Persique, et qu'ils jouissaient par conséquent d'un climat très-

(1) *Caminologie* ou *Traité des cheminées*, à Dijon, chez Desventes, 1756. In préface : Dissertation sur les cheminées des anciens, p. 15. Ce livre, sans nom d'auteur, est de Pierre HÉBRARD.

doux. Ils menaient de plus une vie très-active; quand ils n'étaient pas en guerre, leurs journées se passaient sur la place publique, dans les bains ou les gymnases; la préparation des aliments se faisait soit en plein air, soit sous des portiques : « Dans le prophète Ezéchiel, les cuisines du Temple nous sont représentées comme des cours découvertes de quarante coudées de long autour desquelles étaient des foyers où l'on cuisait les viandes des sacrifices; la fumée montait en plein air et sans aucun conduit. Dans le même chapitre, il y en a d'autres qui sont dépeintes sous des portiques; *et culinæ fabricatæ erant subter porticus* » (1). Enfin les femmes qui auraient pu rester autour du foyer n'étant pour les peuples anciens l'objet d'aucune préoccupation ni d'aucune sollicitude, il est, selon la remarque d'Alberti, très-naturel de penser « que l'on n'usait pas du feu au temps passé entre les Antiques, ainsi qu'il se fait à cette heure » (2). Cette observation, vraie en l'année 1485, est encore bien plus exacte de nos jours, et cependant, dans les pays qu'habitaient ces peuples, en Toscane et dans la campagne de Naples, par exemple, les cheminées sont encore aujourd'hui à peu près inconnues (3); ce qui montre bien que c'est surtout à la douceur des climats habités qu'il faut attribuer le fait indiqué par Alberti.

Ce n'est qu'à mesure que la civilisation avança vers le Nord que les appareils de chauffage durent se perfectionner. Aussi serait-il très-intéressant à ce point de vue de rechercher les traces de la domination romaine dans les pays septentrionaux, et en particulier dans la Grande-Bretagne. Je n'ai malheureu-

(1) *Caminologie*, op. cit., in préface, p. *xxj*, d'après Ezéchiel, proph., ch. XLVI, v. 21, 22 et 33.

(2) *L'Architecture et Art de bien bastir*, du seigneur Léon-Baptiste ALBERT, gentilhomme florentin, traduit du latin en français par deffunct *Jean Martin*. A Paris, chez Jacques Kerner, 1553, in-folio, p. 96 et suiv. La première édition de ce livre parut en latin, à Florence, en 1485.

(3) BRETON. *Pompeia*, p. 213, Bucol. 2, cité par M. Fonssagrives, in Leçon d'ouverture, dont extrait in Annales d'hyg. et de méd. légale (cahier de juillet 1868).

sement pu trouver sur ce sujet que très-peu de détails; l'*Hypocaustum* de Lincoln, avec un passage des œuvres de l'empereur Julien, sont les seules sources qui aient pu me fournir quelques indications; je tâcherai d'en tirer parti, mais, pour le moment, je suis réduit à étudier le chauffage des peuples voisins de la Méditerranée.

On retrouve chez eux, comme encore de nos jours, et même plus répandu, l'usage des *braseros*. Le *foculus* des Romains, l'*arula* des Hébreux, dut être pendant longtemps le seul appareil de chauffage. Il consistait en un petit foyer portatif, quelquefois muni d'anses (comme celui représenté dans l'ouvrage de Winkelmann) (1).

Les Grecs usaient aussi du même procédé; c'est en effet ce qui résulte de ce passage du *Misopogon* (2), où l'empereur Julien raconte qu'étant à Lutèce, pendant un hiver extraordinaire qui couvrit la rivière de glaçons, il ne voulut cependant pas laisser chauffer son appartement à l'aide des fourneaux généralement en usage dans le pays; il fit seulement porter dans sa chambre quelques charbons allumés. Mais ce feu, tout médiocre qu'il était, lui donna mal de tête et l'assoupit à tel point, que l'on fut dans la nécessité de demander un médecin (3). Nous voyons par là qu'en l'année 358, on usait com-

(1) Il me serait facile de multiplier les citations pour prouver le fréquent usage des braseros. Je me contenterai des suivantes :

Rex autem sedebat in domo hiemale in mense nono et posita erat *arula* coro eo plena prunis, — Projecit volumen in ignem qui erat super *arulam*. (Jérémie, *Proph.*, ch. XXXVI, v. 22 et 23.)

Arrepto carbone extincto e *foculo* imaginem in pariete delineavit (*Pline*, XXXV, 10, 30).

Dextram accenso ad sacrificium *foculo* injecit (*Liv*.....).

(2) *Œuvres de l'Empereur Julien* (trad. par R. Tourlet), 3 vol. in-8, t. II, Misopogon, p. 374.

(3) Voici une seconde preuve de l'usage des Braseros chez les grecs, tirée de Plutarque :

« Alexandre-le-Grand, étant chez un de ses amis qui lui donnait à « manger, pendant l'hyver, comme on n'avait apporté dans la chambre « qu'un petit brasier avec peu de feu, le Roi dit qu'on apportât du bois

munément dans les Gaules d'un système de chauffage que Julien désigne par le mot κάμινος (fourneau), sur lequel je n'ai d'ailleurs pu trouver aucun autre renseignement. C'est ce mot que Des Essarts (1) a traduit par poêle ; mais, comme je le montrerai un peu plus loin, je ne crois pas que l'on puisse adopter cette interprétation. Ce même passage du *Misopogon* fait en outre connaître un danger sur lequel j'aurai à insister ; je veux parler du danger des braseros, surtout quand ils sont importés dans les pays froids ; pour le moment, ce que j'ai voulu montrer, c'est l'usage très-commun de ce genre d'appareils chez les peuples anciens ; il me reste à indiquer à l'aide de quels combustibles ils étaient alimentés et sur ce point nous avons de très-nombreux documents.

Rich, dans son *Dictionnaire des antiquités*, enseigne que l'on désignait sous le nom d'*acapna* (α, sans, καπνός, fumée), le bois à brûler que l'on préparait de l'une des manières suivantes, dans le but de l'empêcher de fumer.

« 1° En enlevant l'écorce, puis en le plongeant longtemps dans l'eau et en le faisant enfin complétement sécher avant de s'en servir (Théophraste, *Hist. Plant.*, XV, 10).

« 2° En le plongeant dans l'huile ou dans la lie d'huile, ou en versant de l'huile à la surface (Cato, *de Re rustica*, 131; Galien, *Antidoton*, lib. I; Pline, *Hist. nat.*, XV, 8).

« 3° En le faisant sécher et durcir au feu, jusqu'à ce qu'il eût perdu la plus grande partie de son humidité, mais sans le réduire entièrement à l'état de charbon. Cette dernière espèce de bois, qui s'appelait aussi *cocta* ou *coctilia*, était vendue à la mesure (Valerian. ap. Trebell. Claud., 14) et non au poids,

« ou de l'encens; du bois pour brûler sur le foyer, ou de l'encens « pour brûler sur le brasier. » (Plut. in Alexand. cité in Caminologie, p. XXV.) Je n'ai pu avoir à ma disposition qu'une Vie d'Alexandre incomplète, ce qui m'a empêché de vérifier cette citation.

P. C. L.

(1) Des Essarts. Dictionnaire universel de Police, t. II, p. 425.

comme les autres espèces de bois à brûler dans des boutiques particulières de Rome, appelées *Tabernæ coctiliæ*, etc. » (1).

Dans sa dissertation sur les cheminées des anciens, P. Hébrard indique encore les noyaux d'olive comme un combustible en usage chez les Hébreux; ce qu'il établit d'après la citation suivante : « *Mulieres autem circumdatæ funibus in viis sedent succedentes ossa olivarum* » (Baruc, *Proph.*, ch. VI, v. 42), et aussi en rapprochant cette pratique de celle conseillée par Caton et par Galien, de frotter le bois avec du marc d'huile (*amurca*). Je dois toutefois faire observer combien ce fait paraît peu probable, si l'on tient compte de la note suivante, extraite de la Bible de Genoude : « Les femmes de Babylone avaient coutume de se prostituer aux étrangers, en l'honneur de Myllita, une fois en leur vie, dit Hérodote; les olives qu'elles brûlaient étaient une espèce de sacrifice à la Deesse. Elles croyaient à ces olives la force d'un philtre » (2).

Quant aux charbons de Misène, dont parle Perrault, dans sa traduction des œuvres de Vitruve, et qu'il a cru constituer une espèce de combustible brûlant sans fumée, c'est sans doute une erreur provenant d'une mauvaise traduction de ce passage de l'*Histoire des XII Césars*. « Ac Miseni cinis è favilla et carbo« nibus ad calefaciendum triclinium illatis extinctus et jam diù « frigidus, exarsit repente prima vespera atque in multam noc« tem pernaciter lucit. » (Suétone, *Vie de Tibère*, LXXIV.) A Misène, etc., dit la traduction de la collection Nisard, et non pas les charbons de Misène.

Les anciens usaient encore de bois ordinaire et peut-être de charbon de terre, s'il est vrai que Théopompe parlait de celui qu'on découvrit en Thesprotie (3). Ils connaissaient en outre le bitume et autres matières analogues, l'huile de pétrole en par-

(1) RICH. Dictionnaire des Antiquités romaines et grecques, traduit sous la direction de M. Chéruel. Paris, in-8, Didot, 1859. (Articl. cités.)

(2) *Bible* (traduction de M. de Genoude). Baruc, ch. VI, vers. 42 et note.

(3) Dictionnaire de la Conversation. (Art. Houille, DE REIFFENBERG.)

ticulier; mais ils ne les employaient pas comme combustibles. On trouve dans Plutarque (*Vie d'Alexandre*, 67-68) une longue dissertation sur l'huile de pétrole et sur ses effets; afin d'en mieux juger, le conquérant fit enduire de cette matière le corps d'un jeune homme pour le voir brûler ensuite (1).

Le *foculus* ne fut pas le seul appareil en usage chez les Romains. Pour les bains, on avait imaginé un mode spécial dont la gravure représentant les Thermes de Titus donne une idée très-exacte et qui ne tarda pas à être pratiqué dans les maisons particulières. Les appartements d'hiver étaient alors construits au-dessus d'une espèce de four nommé *hypocaustum* (voy. pl. 1, fig. 1). Le plancher des pièces à chauffer était soutenu par des piliers, et c'est dans l'*hypocaustum* que circulaient les produits de la combustion d'un foyer placé en avant comme le montre la figure. Cette première pièce était appelée *hypocausis* (Vitruve, X, 1 et 2), quelquefois *præfurnium*. L'on chauffait par ce moyen les murs de l'habitation qui, à leur tour, entretenaient une douce température dans les diverses parties de l'appartement; mais on conçoit quelle énorme quantité de combustible devait exiger un pareil procédé, qui cependant fut importé en Grande-Bretagne par les Romains. On trouve, à Lincoln, les traces d'un *hypocaustum* long de 24 pieds et demi sur près de 10 pieds de large; quatre rangs de colonnes supportent les étages du dessus, et, dans le fond, sont deux ouvertures pour donner issue à la fumée.

Au siècle d'Auguste, quelques années seulement avant l'ère chrétienne, on eut l'idée de ne point rejeter ainsi immédiatement au dehors les produits encore chauds de la combustion.

Vitruve mentionne des conduits partant de l'*hypocausis* et

(1) Il faudrait cependant se garder d'ajouter trop grande créance à cette histoire rapportée par Plutarque. Selon P.-L. Courrier, dont l'opinion a été confirmée par M. Dubois (d'Amiens), dans ses Recherches historiques sur la mort de César (*Union médicale*, août et sept. 1868), Plutarque n'est pas un historien véridique. C'est un phraseur grec qui sacrifiait souvent l'histoire à la beauté de la narration.

Fig. 1

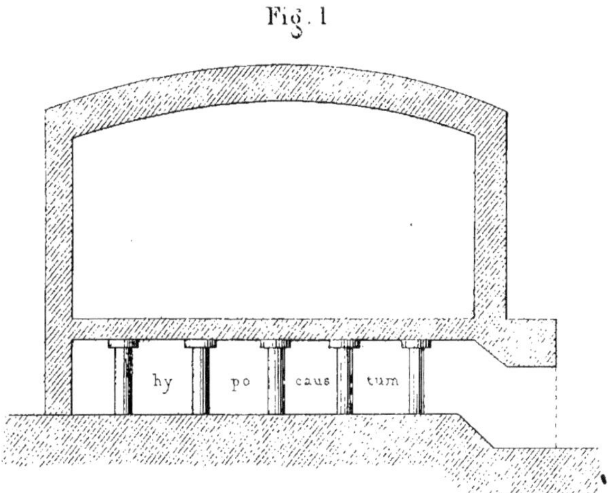

Fig. 2

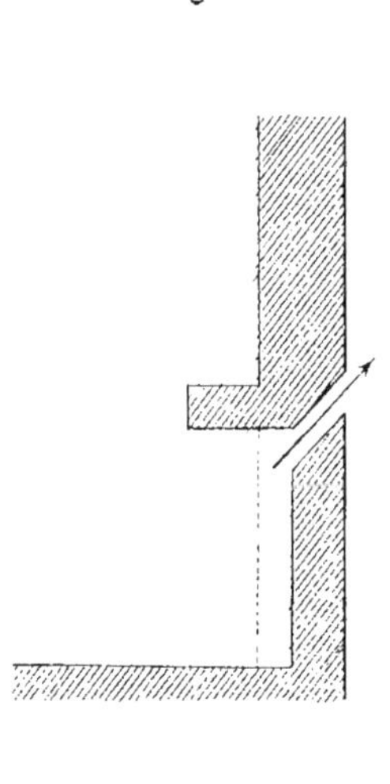

Fig. 3

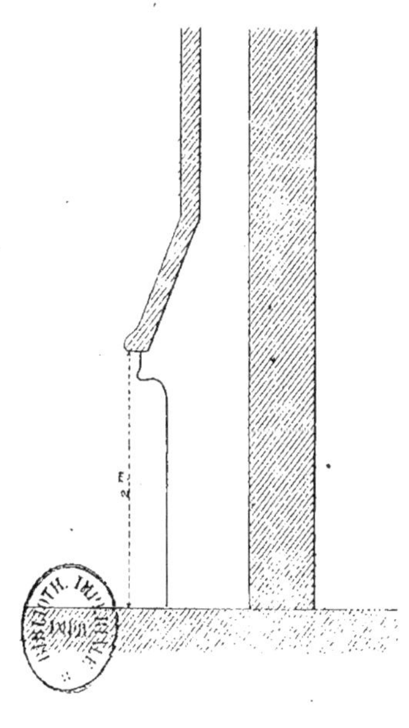

Gravé chez Delamare

Imp. Janson, à Paris

serpentant sous le pavé des chambres; et, quelques années plus tard, Sénèque parle de tuyaux placés dans l'épaisseur des murs dans lesquels on faisait passer *la chaleur* de manière à échauffer tous les étages. « Quædam nostra demum memoria prodisse « scimus ut speculariorum usum et impressos parietibus tubos « per quos circumfunderetur *calor* qui ima simul et summa « foveret æqualiter. » (Sénèque, ep. 90.) Voilà bien évidemment la première idée des calorifères à air, peut-être même à vapeur, si, comme le fait remarquer M. Fonssagrives, le mot *vaporarium* employé par Vitruve comme synonyme d'*hypocausis* semble indiquer que ce n'était pas seulement de l'air chauffé, mais bien de la vapeur d'eau qui circulait dans le système. Je ne puis partager cette dernière opinion ; car je ne crois pas que le mot *vapor* servît à désigner en latin la vapeur d'eau, la vapeur telle que nous l'entendons de nos jours ; il exprimait au contraire le plus souvent la fumée, la chaleur du feu; c'est dans ce sens que l'on dit encore aujourd'hui la vapeur du charbon. Quoi qu'il en soit, l'usage de chauffer ainsi les habitations au moyen de fours souterrains devint de plus en plus commun, et l'on retrouve souvent dans les auteurs latins les expressions d'*hypocaustum*, *hypocaustæ diætæ* appliquées aux appartements d'hiver (1).

Il existait encore, chez les Romains, un autre mode de chauffage sur lequel, vu le peu d'indications qui nous restent, nous ne pouvons faire que des suppositions ; je veux parler de l'*heliocaminus* (du grec : ἥλιος, soleil ; κάμινος, fourneau). Je n'ai pu trouver ce mot que dans deux textes que je vais reproduire ici.

« 1° In capite xysti, deinceps cryptoporticus, horti diætæ est, « amores mei, re vera amores; ipse posui. In hac *heliocaminus* « quidem alia xystum, alia mare utraque solem, cubiculum

(1) Hypocaustæ in alterum apodyterii angulum promovi propter quod ita erant posita ut eorum vaporarium erat subjectum cubiculo. (Cic. ad Q. Fr. III, 1.) — Hypocaustæ diatæ, etc. (Ulpian Digeste, 32, 9, 55, § 3, et Pline le Jeune, liv. II, ép. 17, etc.)

« autem valvis cryptoporticum fenestra prospicit » (Plin. Jun., « Ep. 17, l. II);

2° « Quod si arbor a te compacta *heliocamino* meo solem adi- « meret, eo quod umbram facit in loco *heliocamini;* id contra « servitutem tibi facere non licet » (Ulpian, 8, 2, 17).

D'après Pitiscus, Rich, Freund, etc., l'*heliocaminus* serait simplement une chambre exposée au soleil ou au midi ; selon Mazois, une espèce de poêle qui, au moyen d'un grand vitrage, laisse pénétrer les rayons du soleil. Je dois avouer que je ne suis satisfait d'aucune de ces explications, et je serais tenté de voir dans l'heliocaminus une application encore inconnue pour nous de la chaleur solaire au chauffage des habitations. Si l'on songe que Pline le Jeune (liv. II, ep. 17) parle d'une chambre d'hiver de forme ronde, percée de manière que le soleil y pénètre à toute heure du jour ; que bien évidemment, dans l'esprit de l'auteur, cette chambre n'est pas un heliocaminus, puisque ce n'est que quelques pages plus loin qu'il parle de cet appareil qu'il a fait construire lui-même dans un bâtiment séparé : si l'on songe en outre à l'incendie de la flotte romaine par Archimède ; on est forcé de convenir que les anciens utilisaient bien mieux que nous la chaleur du soleil, et l'on doit espérer que peut-être un jour, leurs procédés étant retrouvés, nous comprendrons ce qu'ils entendaient par un heliocaminus. Pour moi, je ne serais point surpris que cet appareil ne fût une espèce de miroir disposé de manière à suivre la marche du soleil, comme l'héliostat de M. Pouillet par exemple, et renvoyant ainsi constamment dans la chambre les rayons de cet astre.

Il est enfin une question qui, pendant de longues années, a fourni matière aux discussions des archéologues, c'est de savoir si les anciens avaient des cheminées.

On ne saurait imaginer tous les textes qui tour à tour ont été invoqués. Tous les passages où se trouve le mot *caminus* ont été analysés ; les uns voulant le traduire par notre mot *cheminée*, tandis que les autres, le faisant dériver du grec χάμινος, voulaient qu'il signifiât simplement *fourneau* ou *foyer*. Je ne renouvellerai donc pas cette discussion, je me contenterai de faire remarquer que l'on ne peut admettre chez les anciens l'existence de cheminées au moins telles que sont construites celles de nos jours, et composées d'un foyer et d'un tuyau vertical; et cela pour plusieurs raisons que je vais indiquer :

1° Nous avons vu que les anciens brûlaient des bois préparés et en quantité suffisante pour qu'ils fussent devenus l'objet d'un commerce spécial. Si les cheminées eussent été connues, tout ceci eût été inutile.

2° Vitruve, dans son traité si complet d'architecture, n'indique rien qui puisse être comparé aux cheminées de nos jours, et ce n'est que dans le premier siècle de l'ère chrétienne que furent inventés les tuyaux.

3° Dans les différentes fouilles qui ont été faites, on n'a rien trouvé d'analogue à nos cheminées ; ce qui s'en rapproche le plus, c'est un fourneau de boulanger, muni, il est vrai, d'un tuyau vertical, mais qui très-probablement n'arrivait pas au-dessus du toit (voyez *Dictionn.* de Rich, art. *Camina*).

Le mode de chauffage des anciens est d'ailleurs bien facile à comprendre : des braseros étaient selon les besoins apportés dans les appartements. Ils étaient alimentés de bois préparés et donnant peu de fumée, laquelle s'accumulait à la partie supérieure de l'habitation dans le *fumarium* (1) et trouvait ensuite une issue entre le toit et les murs.

Dans d'autres cas, cette fumée pouvait être immédiatement versée au dehors, par une ouverture juste au-dessus de l'endroit où était placé le brasero, c'est ce qui est figuré dans le tableau de Th. Chassariau que l'on peut admirer au musée du Luxembourg. Dans cette peinture, représentant un *tepidarium*, un groupe nombreux de dames romaines sortant du bain sont assises autour du brasero. Les produits de la combustion s'échap-

(1) C'est dans le fumarium que les anciens conservaient leur vin ainsi exposé à la fumée, ou pour mieux dire à la chaleur. (Voir Fonssagrives, le Vin chez les anciens.) Encore un procédé qui tend à reparaître. (V. Union médicale, n° du 26 sept. 1868.)

pent par une ouverture dont les bords taillés en biseau dans l'épaisseur de la voûte forment une espèce de tuyau. Je ne sais si le peintre a imaginé cette disposition ou s'il l'a seulement reproduite d'après quelque ruine antique ; mais elle est assez naturelle pour que les architectes romains aient pu en avoir l'idée, et elle montre le peu d'efforts qu'il y avait à faire pour découvrir nos moyens de chauffage actuels. Enfin, les appartements d'hiver étaient chauffés à l'aide d'un hypocaustum, quelquefois d'un heliocaminus.

Que devinrent ces divers appareils de chauffage pendant les dernières années de l'Empire romain? C'est une chose que je crois impossible à dire d'une manière certaine ; mais il est probable que le plus employé d'entre eux, le foculus, dut se conserver dans quelques contrées reculées de l'Espagne et de la Turquie où il existe encore de nos jours. Quant au terme *caminata* que l'on retrouve dans quelques textes de cette époque, un entre autres de l'année 548, et d'où est venu notre mot *cheminée* (1), il signifie simplement muni d'un foyer, et il ne faudrait pas croire que les auteurs qui l'ont employé aient connu notre cheminée actuelle, laquelle ne fut très-probablement inventée que plus tard et grâce aux modifications survenues dans les mœurs des Barbares, et surtout des Barbares du Nord. On trouve à ce sujet dans les ouvrages anglais de Tomlinson et de Hudson Turner, des idées parfaitement exactes sur les habitations des Saxons. Le seigneur et ses compagnons les plus familiers (2) habitaient une hutte commune, recouverte de roseaux ou de chaume, divisée en deux portions ; l'une pour les serviteurs, l'autre de dimensions plus considérables, reservée aux maîtres, qui servait à la fois de cuisine, de dortoir et de chambre de conseil. Dans le milieu était un foyer central et au-dessus une tourelle construite en planches et servant d'issue pour la fumée (*Turret* or *Louver*).

(1) LITTRÉ. Dictionn. de la langue française (art. Cheminée).

(2) « The lord and his Hearth-men, dit Tomlinson, a significant ap- « pellation given to the most familiars retainers. » In a Rudimentary treatise on warming and ventilation.

Mais lors de la conquête de l'Angleterre par les Normands l'on construisit des forteresses dont le toit fut utilisé pour la défense; ce qui rendit impossible l'établissement du foyer central et du conduit de fumée. C'est sans doute alors que l'on eut l'idée de pousser le feu contre l'un des murs et de faire immédiatement au-dessus, dans l'épaisseur même de la muraille, une ouverture oblique (voy. pl. I, fig. 2). Telle dut être la première de nos cheminées qu'il est ainsi tout naturel de retrouver dans les forteresses datant de cette époque. Les châteaux-forts de Conisboroug et de Rochester offrent des exemples très-curieux de ce genre de construction dont on peut voir les dessins dans les ouvrages que j'ai déjà cités. Il existe encore deux grands foyers construits sur les mêmes principes, et en très-bon état de conservation dans le mur du nord de la grande salle des gardes du vieux palais de Caen qui fut habité par Guillaume le Conquérant alors qu'il n'était encore que duc de Normandie (Tomlinson). Ce qui donne fort à supposer, que contrairement à l'opinion des auteurs anglais, les cheminées furent importées chez eux par les Normands, et ainsi serait expliquée la lenteur avec laquelle ces appareils se répandirent en Angleterre, lenteur telle qu'au dire de Tomlinson dans le XIVe siècle le foyer central était encore d'un usage général; et que dans le XVIe, Leland parle avec surprise d'une cheminée de Bolton Castle. Dans tous les cas, c'est à l'époque de la conquête de l'Angleterre, c'est-à-dire dans le courant du XIe siècle, que l'on doit faire remonter l'invention de ces cheminées tout à fait primitives et dont le tuyau s'ouvrait immédiatement au dehors en traversant obliquement l'épaisseur du mur. Celles dont nous nous servons aujourd'hui et dont les conduits verticaux arrivent jusqu'au-dessus du toit furent très-probablement trouvées peu de temps après et je crois que l'on peut sans exagération admettre qu'elles étaient connues tant en France qu'en Angleterre dans le courant du XIIe siècle. Telle est au moins l'opinion de Hudson Turner et de Viollet-le-Duc qui ont si consciencieusement étudié les habitations du moyen âge. Voici à ce sujet les propres paroles de l'architecte français : « Les cuisines primitives des abbayes et des châteaux n'avaient pas à proprement parler de cheminées ; mais n'étaient elles-mêmes qu'une immense cheminée munie d'un ou plusieurs tuyaux pour la sortie de la fumée.» Ceci est démontré par le plan de l'abbaye de Saint-Gall, qui date de l'année 820 environ ; c'est encore le procédé que nous avons vu employé par les Hébreux. « On ne voit guère apparaître les cheminées ou foyers disposés dans les intérieurs qu'au XIIe siècle » (1). Elles se composaient alors d'une niche prise aux dépens de l'épaisseur du mur arrêtée de chaque côté par deux pieds droits et surmontée d'un manteau ou d'une hotte sous laquelle s'engouffrait la fumée. Les plus anciennes étaient tracées sur un plan circulaire, le foyer formant un segment du cercle, le manteau l'autre segment. Dans les bâtiments dépendants de la cathédrale du Puy-en-Velay existe une cheminée ainsi construite et dont on peut voir la figure dans l'ouvrage de Viollet-le-Duc ; mais ce n'est pas seulement dans les anciens monuments que l'on peut retrouver d'utiles indications.

Les auteurs français du XIIIe et du XIVe siècle montrent bien clairement que l'usage des cheminées et principalement de ces cheminées de forme ronde était assez répandu de leur temps. M. Littré a réuni dans son dictionnaire la plupart des passages qui nous intéressent (2).

(1) VIOLLET-LE-DUC. Dictionnaire raisonnée de l'architecture française. du XIe au XVIe siècle, t. III, p. 194 (art. Cheminée).

(2) XIIIe S. — Mainte tour, mainte sale et mainte cheminée. (Berte, LXXXII.)

Une toor ronde comme kéminée. (Fl. et Bl., 1811...)

Bûches à charretées por faire feu en cheminées. (La Rose, 17874.)

Les iaues en sont ensoufrées, ténébreuses, mal savorées, comme cheminées fumans. (Ib., 6049.)

XIVe S. — Et qu'il faisait la char rostir à cheminée. (Guesl.. 918.)

La cheminée était houssée comme en esté de fraillons ou aucune chose vert. (Delaborde, Emaux, p. 211.

Trois choses sont qui chassent le preudomme hors de sa maison : c'est assavoir maison découverte, cheminée fumeuse et femme rioteuse. (Ménagier, I, 7, etc.) LITTRÉ, Dictionn. de la langue française.

Toutefois, ce n'est que dans le XIVe siècle que l'on peut constater leur existence en Italie ; et l'on voit par là combien était erronée l'opinion, admise pendant longtemps, qui voulait que ces appareils eussent été inventés en Savoie (1), et que l'année 1347 fût la date la plus ancienne où il ait été question de cheminées (2).

Dès cette époque, elles étaient, au contraire, très-communes en France. La forme ronde avait été abandonnée, et c'est alors que l'on construisit ces immenses *cheminées à hotte* devenues légendaires (pl. I, fig. 3). Viollet-le-Duc en a représenté plusieurs dans son ouvrage ; deux, entre autres, construites en bois et retrouvées à Saint-Antonin (Tarn-et-Garonne). Dans les grandes salles des châteaux, où se réunissaient les chevaliers, on bâtissait quelquefois deux de ces cheminées se faisant face contre deux murs opposés ; mais le plus souvent, ce qui était de beaucoup préférable, on les plaçait côte à côte, quoique aboutissant dans des tuyaux séparés. C'est ce qui existait à Poitiers, dans la salle des Gardes, où trois cheminées ainsi disposées occupaient une longueur de 10 mètres.

On avait aussi imaginé divers petits appareils dont je vais donner la description, d'après le Glossaire de M. de Laborde (3),

(1) Cette croyance paraît fort ancienne, si l'on en juge au moins par les vers suivants adressés par Iean Bernard, à son livre, en 1621 :

> C'est assez mon livret que tu trouves l'accez
> De ceux de ton païs et que France te voye.
> Si quelqu'un te conduit ne chemine en Savoye
> Car ce peuple enfumé te ferait ton procez.

(2) Cette date se rapporte à une inscription trouvée à Venise, sur la porte de l'école de Santa Maria della Carita, qui établit qu'en l'année 1347 un grand nombre de cheminées furent renversées par un tremblement de terre, celui de la soirée du 25 janvier, d'après J. Villiani. Ce ne fut qu'en 1368 que les cheminées furent importées à Rome. Les premières qu'on y ait vues furent construites par les gens de Francisco de Carrare, duc de Padoue, qui les fit décorer de ses armoiries. Elles existaient encore du temps de Galeazo Gataro.

(3) DE LABORDE. Notice sur les émaux, bijoux et objets divers exposés dans les galeries du musée du Louvre (Vinchon, Paris, 1853), 2e partie, documents et glossaire.

de manière à compléter ainsi l'histoire du chauffage pendant le moyen âge.

Le *chauffe-doux* et le *bacin* avaient remplacé les foculi des Romains ; mais les noms seuls avaient été changés ; c'était toujours à l'aide de charbons ardents qu'ils étaient alimentés. Cependant, dans quelques cas, on avait substitué de l'eau chaude à ces charbons, et l'on appelait *chauffouères* ou *chauffettes* les vases de métal fermés à biberons et à anses qui servaient à la contenir, et que l'on plaçait sous les pieds. Plusieurs de ces ustensiles sont mentionnés dans les inventaires du duc d'Anjou en 1360, et aussi dans beaucoup d'écrits postérieurs (1).

L'*escaufaille* ou *pomme à chauffer mains* était une boule de métal dans laquelle on introduisait de la braise ardente. Cette invention remplaça les *pots-à-feu* que l'on porte encore à la main en Italie et dans quelques contrées méridionales de la France, et qui, parmi le peuple de Paris, ont conservé le nom de *gueux*. L'usage en devint bientôt très-commun, et, en l'année 1248, il fut toléré dans les églises pour les prêtres et les fidèles. Dans l'inventaire de Charles V (1380 environ), il est cité « une pomme d'argent à chauffer mains en hiver » (2).

Tels étaient les seuls appareils de chauffage pendant tout le moyen âge, au moins en France. Je n'ai pu retrouver aucune indication pouvant faire admettre l'existence des poêles, qui cependant, comme nous le verrons bientôt, étaient répandus en Allemagne dès la fin du XVe siècle.

Du reste, ces immenses cheminées étaient loin de présenter les inconvénients qui leur ont été reprochés ; elles n'utilisaient, il est vrai, nullement la chaleur transmise ; mais, comme la

(1) ...... A Guillaume Arode, orfèvre, demourant à Paris, pour avoir rappareillé et mis à point le *bacin* et la *chauffette* d'argent blanc. Voyez LABORDE, op. cit., et aussi LITTRÉ, Dictionn. de la langue française.

(2) Je dois encore mentionner, au moins comme curiosité et comme rareté, « une pomme d'agate garnie d'argent pour rafraichir la main des malades » qui fut trouvé lors de l'inventaire de Gabrielle d'Estrées, en 1599.

hotte était à une hauteur considérable (souvent près de 2 mètres), elles rayonnaient beaucoup de chaleur, et, en somme, chauffaient convenablement, non pas les appartements, ils étaient de trop grandes dimensions et trop mal fermés pour que l'on recherchât ce résultat, mais bien les personnes qui se groupaient autour du foyer. Quant à la fumée, elle ne fût pas devenue incommode si l'on avait voulu se conformer aux prescriptions données par Alberti en 1485, et que je reproduirai au chapitre des appareils en décrivant la cheminée à hotte. P. Hébrard avait déjà noté ce fait dans sa Caminologie. « Il est surprenant, écrivait cet auteur en 1756, qu'on ait assujetti à la mode et au changement les anciennes cheminées, sans trop examiner si l'utilité s'y trouvait aussi bien que la nouveauté. Mais tant s'en faut qu'elle s'y trouve. On a remarqué au contraire que parmi le petit nombre de cheminées anciennes qui ont échappé à la mode, il n'y en a presque point qui fument. Les vieillards rendent le même témoignage de celles qui existaient de leur temps, au lieu que l'on peut dire hardiment que le plus grand nombre des nouvelles cheminées fument » (1).

La cause de ce changement fut la suppression de la hotte qui avait été pratiquée et recommandée comme très-nécessaire par Alberti, et que Serlio et surtout Savot porvinrent à faire supprimer malgré les conseils de Philibert Delorme, non pour empêcher la fumée, ce qui eût été un très-mauvais moyen, mais bien plutôt pour ne pas gêner la décoration des appartements. Malheureusement cette modification en entraîna une seconde qui eut le plus déplorable effet sur l'avenir du chauffage.

La hotte étant supprimée, la fumée ne trouva plus une issue suffisante et se répandit forcément dans l'intérieur des habitations. C'est alors que pour obvier à cet inconvenient on eut l'idée de diminuer la hauteur du manteau; d'abord au moyen d'une bande d'étoffe ou de cuir, puis par un registre de fer mobile, et enfin par la bâtisse de la cheminée elle-même. Mais, comme

(1) Caminologie, op. cit., p. 73.

ces procédés ne remplissaient pas le but qu'on s'était proposé, que d'ailleurs on ne voulait pas revenir aux anciennes constructions, on fut conduit à baisser de plus en plus le manteau, et l'on arriva ainsi à construire, dans le courant du XVIIIe siècle, ces cheminées dont encore de nos jours on peut voir des modèles, et qui n'utilisent ni chaleur rayonnée ni chaleur transmise. (La fig. 8, pl. III, peut en donner une idée, si l'on suppose fermées les ouvertures k, n, i, o, qui représentent des perfectionnements dont j'aurai à parler.)

On a encore donné une autre raison de l'abaissement du manteau. Savot et avant lui Serlio ont prétendu que cette nouvelle disposition n'avait été introduite que pour préserver les yeux de l'ardeur du feu. Mais, comme l'a fait observer très-justement l'auteur de la caminologie, on ne pourrait nullement obtenir par ce moyen le résultat cherché; car il eût fallu pour cela ne pas user de siéges et ne se chauffer que debout.

Les antiques et immenses cheminées du moyen âge ne méritent donc pas, selon moi, toutes les critiques dont elles ont été si souvent l'objet, et l'on aurait pu blâmer avec beaucoup plus de raison les modifications apportées par les architectes du XVIe et du XVIIe siècle, dont on peut cependant nier les connaisances très-étendues, même en hygiène; car plusieurs d'entre eux, et en particulier Cardan, Savot, Perrault, à tous leurs autres titres, joignaient celui de docteurs en médecine. Aussi doivent-ils grandement être excusés de n'avoir pas su conserver les traditions d'Alberti, si l'on songe au peu de notions exactes qu'ils pouvaient avoir sur la combustion et le tirage des cheminées, et à la persévérance avec laquelle ils ont poursuivi l'étude des moyens de supprimer la hotte sans se laisser incommoder par la fumée. En lisant leurs écrits, on voit que cette idée seule les préoccupait, et l'on ne saurait imaginer tous les procédés qu'ils ont employés pour arriver à ce but; tels sont : les éolipyles de Vi-

(2) *Serlio*, beaucoup plus connu sous le nom de Sebastiano Bolognese, était comme beaucoup des illustrations de cette époque, à la fois peintre et architecte.

truve, les soupiraux de Cardan, les moulinets de Jean Bernard (1), les chapiteaux de Serlio, les artifices de Philibert Delorme, les tabourins de Paduanus, auxquels il faut encore ajouter tous les moyens indiqués par Savot, Vallon et tant d'autres. Delorme lui seul, a consacré tout un de ses livres d'architecture, le neuvième, occupant plus de 21 pages in-folio, à la description des moyens qu'il avait trouvés pour corriger les cheminées fumeuses. C'est encore à cette époque que vivaient ce Jean Bernard (de Dijon) dont j'ai déjà parlé et aussi Perrault et Dalesme.

Je ne donnerai pas la description de toutes ces inventions; je serais entraîné beaucoup trop loin. Je veux seulement entrer dans quelques détails au sujet de deux d'entre elles, qui plus tard donnèrent l'idée de perfectionnements importants.

Je dirai aussi quelques mots de l'histoire des poêles et de leur introduction en France, pour faire ainsi un tableau complet de ce qu'était le chauffage à la fin du XVIIe siècle, quelques années à peine avant l'apparition des ouvrages de Gauger et de Franklin, et faire apprécier d'une manière nette tout le mérite de ces deux physiciens.

En 1686 (2), on montrait, à la foire de Saint-Germain, une curiosité qui attira tous les savants de Paris: c'était un poêle qui, selon l'expression d'alors, consumait sa fumée, inventé par Dalesme. Il était construit en fer forgé (voy. fig. 10, pl. IV), et se composait de deux compartiments séparés par une grille : l'un supérieur, en forme de vase, était destiné à recevoir le combustible; le second, cylindrique, se terminait latéralement par un tuyau ascendant.

(1) Il m'a été impossible de savoir si ce Jean Bernard n'est pas celui qui écrivit le livre intitulé : « Sauvegarde, etc... » Cependant, deux choses tendent à faire supposer que, à peu près à la même époque, il exista deux personnes de ce nom. D'abord l'opinion d'Hébrard, qui les cite tous deux en ayant soin de désigner l'un comme originaire de Dijon. La seconde raison est que, dans le livre dont je viens de parler, il n'est en rien question de moulinets.

(2) 1686 et non pas 1680, comme a écrit Tomlinson. Voy. Bibliographie Dalesme.

On disposait sur la grille du bois ou du charbon; puis, au moyen d'une petite lampe, on chauffait la partie supérieure du tuyau i, de manière à établir dans l'appareil un courant d'air qui traversait le combustible de haut en bas. Les flèches représentées sur la figure indiquent le sens de ce courant. Si en ce moment on mettait quelques charbons allumés en c, le feu se communiquait peu à peu à toute la masse, sans que pour cela le sens du tirage fût changé; de telle sorte que l'air arrivait par le dessus du vase et que les produits de la combustion sortaient à l'ouverture supérieure du tuyau. Mais, comme l'on réalisait ainsi le type le plus parfait de ce que de nos jours nous avons appelé un foyer à flamme renversée, la combustion était complète et ce fourneau ne donnait point de fumée. Aussi fut-il désigné sous le nom de *furnus acapnos*. Toutefois, si on avait voulu utiliser pour le chauffage un semblable appareil, on aurait dû faire aboutir le tuyau i dans une cheminée pour évacuer au dehors les produits gazeux et insalubres de la combustion.

D'après Tomlinson, l'invention de Dalesme n'aurait pas été le premier foyer à flamme renversée, puisque le prince Rupert donna, en 1678, une cheminée dans laquelle la flamme était obligée de lécher les bords d'une plaque verticale (d'une espèce d'autel) (1) avant de se rendre dans le tuyau de dégagement. Dans cet appareil, comme dans celui de Dalesme, il y a bien renversement de la flamme, mais la combustion devait être très-incomplète; il n'est besoin pour s'en convaincre que de songer à la fumée de nos foyers industriels, qui cependant sont presque toujours munis d'autels. Il faut donc conserver à Dalesme seul tout le mérite de la découverte de la combustion complète.

La seconde invention dont je veux parler est toute française, et, pour elle, il n'est pas de contestation possible. Il s'agit d'une cheminée qui existait dans le Cabinet des Livres, au Louvre, et qui fut décrite par Savot en 1624. Elle était garnie à l'intérieur

(1) En technologie, on appelle *autel* un petit mur vertical, haut de quelques centimetres, placé au delà du foyer, de manière à forcer la flamme à se renverser.

d'une caisse formée de deux parties, l'une horizontale ac (voy. fig. 14, pl. V), sur laquelle se plaçaient les chenets; l'autre verticale bc, adossée au fond de la cheminée. Ces deux portions de la caisse communiquaient librement. De plus, la partie horizontale était occupée (en a), tandis que la partie verticale fermée (en b) venait s'ouvrir seulement au moyen de deux tuyaux dans l'appartement (en P). Avec une pareille cheminée, il était possible d'utiliser la chaleur transmise, dont jusqu'à cette époque on n'avait tiré aucun parti, et elle devint l'origine de toutes nos cheminées modernes, dites *à bouches de chaleur*. Toutefois elle avait le grave défaut de prendre l'air à l'intérieur même de l'appartement et de ne pouvoir, par conséquent, diminuer en rien les vents coulis.

La disposition indiquée quelques années plus tard par Perrault, dans sa traduction des œuvres de Vitruve, eût été sous ce rapport bien préférable. Il voulait « renfermer dans l'épaisseur du plancher un tuyau de 4 pouces de diamètre qui, ayant une de ses ouvertures *dehors* et passant sous le foyer, vînt s'ouvrir en quelqu'un des points de la chambre. » Malheureusement il n'avait pas su apprécier le parti que l'on pouvait tirer de cette invention pour chauffer les appartements; car il ne conseillait cette pratique que dans le but d'empêcher la fumée, ayant remarqué, ajoutait-il, que « rarement une cheminée fume quand les portes et les fenêtres sont ouvertes » (1). Nous verrons comment Gauger utilisa à la fois les découvertes de Savot et de Perlurat, mais comme il indiqua aussi une modification importante pour les poêles qui étaient à cette époque si peu connus en France que je n'ai pas eu encore occasion d'en parler, je vais revenir sur le passé et indiquer les notions que j'ai pu recueillir au sujet de leur invention et de leur usage.

Ce n'est ni en France ni en Angleterre que l'on peut trouver quelques indications. Pendant longtemps, très-probablement jusqu'au XVIe siècle, ils furent inconnus dans ces contrées; et je

(1) Les X livres d'architecture de VITRUVE, traduits par PERRAULT; Paris, J.-B. Coignard, 1864, in-folio.

n'ai pu lire aucun écrit où ils fussent mentionnés, antérieur à l'ouvrage d'Alberti, dont la traduction française par Iean Martin, parut en 1553. « En Germanie, en Colchos, et ailleurs, dit-il, les habitants usent de *poisles.* » Cet auteur fait même très-bien juger de leurs désavantages sur les cheminées. « S'il faut bastir en un lieu froid, le remède sera user de feu, mais l'usage en est bien divers. Toutes fois le plus proffitable de tous est celui que l'on fait en lieu ample et ouvert à fin qu'il puisse luyre et eschauffer tout à l'entour de soy. Car qui le ferait en un lieu clos comme en un *poesle* ou dessous quelque voute, si que la fumée ne s'en peust aller franchement, la vapeur en serait mauvaise et dangereuse, même nuysante grandement aux yeulx, les rendant chassieux et débilés, etc. Au contraire le regard de la flamme d'un feu vivement allumé, outre qu'il est récréatif à merveilles, sert (ce dict-on) de bonne compagnie aux pères de famille quand ils devisent au foyer » (1).

On trouve aussi quelques mots à ce sujet dans Savot qui mentionne en même temps une détestable habitude, malheureusement propagée jusqu'à nos jours.

« Ils font en Suède de petites cheminées rondes dans le coin de la chambre où ils brulent du bois debout; et ils *bouchent le haut du tuyau* dans la hotte, *lorsque le bois est tout consommé,* en sorte qu'il ne fasse plus de fumée ni même de vapeur, et cela conserve une chaleur fort longtemps. » Dans ce passage il s'agit bien certainement de poêles, et les lignes qui suivent nous fixent sur l'époque où parurent les appareils mixtes dits *poêles-cheminées.* « L'on commence à voir à Paris de petites cheminées à l'anglaise pour des cabinets. Elles sont faites en plaque de tôle ou fer fondu, tant pour l'âtre et le contre-cœur que pour les costés des jambages » (2).

(1) L'Architecture et Art de bien bastir, du seigneur Léon-Baptiste Albert, p. 9[illegible] et 223.

(2) Architecture française des bâtiments particuliers, composée par M. Loüis Savot, avec notes de Blondel; Paris Clouzier, MDCLXXXV, in-8, p. 140.

La première édition de cet ouvrage parut en 1624.

De nos jours ces cheminées jadis à l'anglaise sont devenues à la prussienne.

Les poêles étaient donc très-peu communs en France à la fin du XVIe siècle, tandis qu'au contraire à cette même époque ils étaient arrivés en Allemagne à peu près au degré de perfection où ils se sont maintenus depuis. Quant à la date de leur découverte, elle est peut-être encore plus difficile à déterminer que celle de l'usage des cheminées; car on se trouve en présence de fables auxquelles il est impossible d'ajouter la moindre créance et qui n'ont pour effet que d'embrouiller cette question.

D'après Suidas (1) ce serait à l'Égyptien Annus qu'il faudrait faire remonter l'invention des poêles, et d'après Hofmann (2) qui ne relate du reste que l'opinion de Diodore de Sicile, à Vulcain lui-même. Mais Busch (3), dans son abrégé des découvertes, montre que bien évidemment il y a erreur dans ces deux cas; l'invention dont il s'agit ne pouvant se rapporter qu'aux fourneaux de cuisine (*Bakenöfen*), et non pas aux poêles (*Stubenôfen*), puisque, dit-il, ces derniers appareils sont encore inconnus des peuples qui habitent aujourd'hui les climats où sont censés avoir vécu Annus et Vulcain. Ils étaient aussi ignorés des Grecs et des Romains et ils doivent avoir été inventés par les Allemands dans les pays du Nord.

Il est en effet probable qu'à l'époque où les Saxons poussèrent contre l'un des murs le foyer occupant jadis le centre de leurs huttes, et furent ainsi conduits à la découverte de la cheminée, les Germains, qui de tous les peuples barbares s'étaient le mieux façonnés aux mœurs romaines, avaient dû s'approprier le brasero des peuples conquis. Mais comme ils habitaient un pays

(1) SUIDAS, ἄρτος I, p. 340.

(2) J.-J. HOFMANN, Lex. univ. Basil, 1677, t. II, p. 597; voir aussi t. V, p. 420.

(3) BUSCH. Versuch eines Handbuchs der Erfindungen, Eisenach, in-8, 1792, IV Band. Erfind.-Oefen.

Ces trois ouvrages sont cités in : Holzersparende, Oten, etc. nebst Litteratur der Holzsparkunst von P. F. ROTH. Nürnberg and Altdorf, Monath und Kuszler, 1802.

plus froid, ils brûlaient dans des foyers sans cesse allumés des quantités considérables de bois que l'on n'avait ni le temps ni le soin de préparer comme en Italie. Aussi devint-il indispensable de se débarrasser de la fumée, et pour cela on dut imaginer de placer au-dessus du foculus romain une espèce de calotte surmontée d'un tuyau. C'est ce qui se pratique encore de nos jours dans les cuisines et les laboratoires de chimie, où les fourneaux sont recouverts d'une petite cheminée évasée par le bas et munie d'une poignée nommée *ventilateur*, toutes les fois que l'on veut activer le feu. Nous assistons ainsi tous les jours à la transformation du foculus en poêle, transformation qui, vu sa simplicité, dut être faite de bonne heure par les Allemands.

Tel fut sans doute le premier poêle, très-probablement celui dont Alberti indique l'usage en Germanie, composé seulement d'un foyer fermé pour la combustion, et d'un tuyau pour le dégagement de la fumée. Plus tard, on entoura ce poêle d'une enveloppe de briques ou de faïence, et l'on augmenta considérablement la longueur du tuyau. Mais ces modifications durent se faire très-vite, car, dès le commencement du XVIIe siècle, François Keslar inventa la disposition encore usitée de nos jours en Allemagne, et que depuis on a si souvent copiée. Il a décrit et figuré ses appareils dans un ouvrage qu'il m'a été impossible de retrouver (1). Mais il en existe une traduction, ou, pour mieux dire, une reproduction française datée de l'année 1619 (2), dont j'ai fait copier aussi exactement que possible l'une des gravures (voy. pl. VII, fig. 26). Quelques détails du couronne-

(1) KESLER, Franz. Holzsparkunst, in-4. Franz. 1519. Telle est l'indication donnée dans le livre de Roth que j'ai déjà cité. Le nom est KESLAR et je crois que la date 1519 doit être rétablie 1619 (voyez plus bas).

(2) *Espargne bois*, c'est-à-dire nouvelle, et par ci-devant non commune ni mise eu lumière, invention de certains et divers fourneaux artificiels par l'usage desquels on pourra annuellement espargner une infinité de bois, etc. Ecrite premièrement en allemand, etc., avec figures, par François KESLAR, peintre et habitant Francfort-sur-le-Mein. Maintenant publié en français par Jean-Théodore DE BRY, marchand libraire, etc., bourgeois d'Oppenheim qui est sur le Rhin, M.DC.XIX, in-4.

ment ont été seulement changés, et l'on a ajouté pour plus de clarté les lignes ponctuées qui indiquent le trajet de l'air. Je donnerai plus tard la description de cet appareil, mais il suffit dès maintenant de le comparer au livre de Jean Bernard, paru en 1621, pour voir combien en France l'on était arriéré sur tout ce qui avait trait au chauffage, et combien nos cheminées étaient inférieures aux poêles allemands. Et notre ignorance se compliqua encore bien davantage quand les architectes italiens, qui ne s'étaient pas contentés, comme Alberti, de décrire les cheminées alors en usage, voulurent modifier ces appareils, dont ils n'avaient pu juger les effets en Italie, et qu'ils ne connaissaient guère que pour les avoir vus pendant leurs voyages en France. Tel fut particulièrement le cas de Serlio, qui, nous l'avons déjà indiqué, fut le premier à vouloir abaisser le manteau; et les architectes français du XVIIe siècle, tels que Savot et Perrault, qui avaient étudié sous les maîtres d'Italie, continuèrent et même augmentèrent les mauvaises dispositions introduites par leurs devanciers dans la construction des cheminées. Il fallut tous les efforts de Philibert Delorme pour ne pas laisser abandonner entièrement l'ancienne hotte, et l'on peut prévoir ce que fût devenue la question du chauffage, si à ce moment GAUGER, faisant application d'une foule d'idées éparses, n'avait constitué une nouvelle méthode d'utiliser la chaleur des combustibles et n'était venu ajouter au chauffage par rayonnement le chauffage par transmission.

L'ouvrage de Gauger devait se composer de trois parties : la première sur les cheminées, la seconde sur les poêles, la troisième sur les fourneaux industriels. Malheureusement le premier traité a seul paru, et si nous pouvons avoir quelque idée de ce qu'eût été le second d'après une communication de l'inventeur à l'Académie des sciences, nous sommes tout à fait sans renseignements sur le dernier; seulement, celui que nous possédons nous fait grandement regretter que Gauger n'ait pu exécuter les expériences auxquelles il voulait se livrer et que personne n'ait continué son travail, malgré l'offre qu'il faisait de communiquer « avec plaisir ce qu'il avait déjà médité pour la construction de ces ouvrages afin que le public en pût plus tôt profiter » (1).

J'ai tenté de reprendre, au moins en partie, l'œuvre de Gauger, et surtout de faire revivre son nom injustement éclipsé. Pour cela, je serai forcé d'entrer dans des détails peut-être un peu longs ; mais, dans mon admiration pour ce physicien, je n'ai pas su me décider à glisser plus légèrement sur ses travaux.

« Il me semble, dit-il dès le début de son ouvrage, que ceux qui ont jusqu'à présent fait ou fait faire des cheminées n'aient songé qu'à pratiquer dans les chambres des endroits où l'on pût brûler du bois, sans faire réflexion que ce bois, en brûlant, doit échauffer ces chambres et ceux qui y sont. » Il se propose donc le problème suivant :

« Allumer promptement du feu ; le voir, si l'on veut, toujours flamber, quelque bois que l'on brûle, sans être obligé de le souffler ; échauffer une grande chambre avec peu de feu, et même une seconde ; se chauffer en même temps de tous côtés, quelque froid qu'il fasse, sans se brûler ; respirer un air toujours nouveau, et à tel degré de chaleur que l'on veut ; ne ressentir jamais de fumée dans sa chambre, n'y avoir jamais d'humidité ; éteindre seul et en un moment le feu qui aurait pris dans le tuyau de la cheminée ; » et encore trouver « des principes qui fourniront des moyens pour tenir les chambres toujours fraîches dans les plus grandes chaleurs, et cependant d'y respirer un air toujours nouveau et toujours sain, » et cela, à l'aide de moyens tellement simples que « ceux qui ne jugent du prix des machines que par les efforts prodigieux d'esprit qu'il faut faire pour les inventer ; par le grand nombre de ressorts qui les fait jouer, par la difficulté qu'il y a de les construire, par le

(1) *La mécanique du feu* ou l'art d'en augmenter les effets et d'en diminuer la dépense : Première partie contenant le traité de nouvelles cheminées, etc., par M. G***, à Paris, chez Jacques Estienne et Jean Jombert, MDCCXIII, petit in-8. Cette édition est la première ; il en est de postérieures qui portent le nom de l'auteur (GAUGER).

temps que l'on emploie et la dépense que l'on fait pour les exécuter ne doivent point trouver celles que nous donnons ici de leur goût. »

Tel est le problème de Gauger ; est-il possible de poser plus clairement et plus exactement à la fois les questions de chauffage et de ventilation réunies ?

Avant de donner la description de ses appareils, il traite « du feu, de ses rayons de chaleur, et des manières dont il échauffe. »

Dans ce chapitre, il fait connaître, longtemps avant les travaux de Leslie (1) et de Rumfort (2), les modes de propagation de la chaleur. Il est, je crois, le premier qui ait indiqué que « le feu peut échauffer une chambre et ceux qui y sont :

« 1° Par ses rayons directs ;

« 2° Par ses rayons réfléchis ;

« 3° Par une espèce de *transpiration*, en transmettant sa chaleur au travers de quelque corps solide dont il est environné. C'est ainsi qu'échauffe le feu d'un poêle.

« Dans les cheminées ordinaires, ajoute-t-il, le feu n'échauffe point par *transpiration*, n'envoie que très-peu de rayons directs et en renvoie encore moins de réfléchis. »

Il en est au contraire tout autrement dans les cheminées dont il indique la construction et pour lesquelles il conseille : 1° de donner au foyer une forme parabolique ou plus simplement d'arrondir les coins intérieurs, afin d'augmenter la chaleur réfléchie ; 2° de disposer le derrière de la cheminée de telle sorte que de l'air venant de l'extérieur puisse y circuler, s'y échauffer et se rendre ensuite dans l'appartement. (Je donnerai la description de deux de ces cheminées.) Il engage en outre à faire, ainsi que l'a recommandé plus tard Darcet, la prise d'air très-grande, d'un pied carré (environ 10 décimètres carrés) « car, dit-il, il faut forcément qu'il entre autant d'air qu'il en sort. » Et à ce sujet il indique très-exactement le parcours qui

(1) Leslie. Essai sur propagation de la chaleur, 1804.
(2) Rumford. De la chaleur, etc....., 1804.

doit être suivi : « L'air le plus chaud monte toujours au-dessus de celui qui l'est moins; ainsi l'air de dehors qui entre dans la chambre, après avoir passé par les cavités de la cheminée, étant plus chaud que celui qui y est, y monte jusqu'au haut du plancher, et, comme il ne saurait y prendre place qu'il n'en chasse et n'en fasse sortir en même temps autant de la chambre, et qu'il n'en peut sortir que par la cheminée qui est la seule issue qu'il trouve et qui est en bas; il sort toujours de l'air d'en bas à mesure qu'il en entre et qu'il en monte par en haut; or, l'air d'en bas est aussi le plus froid, puisque le plus chaud monte au-dessus de celui qui l'est moins;.... c'est donc toujours l'air le plus froid qui sort de la chambre en même temps qu'il en entre de plus chaud. »

Gauger cherche ensuite à fixer la vitesse de ce mouvement, chose qui n'a été faite que dans ces derniers temps par M. le général Morin; et il est très-curieux de comparer les appareils de ces deux observateurs. Au lieu des anémomètres si exacts de M. Morin, Gauger employait seulement une feuille de papier, et cependant il parvint à constater qu'avec une ouverture de dimensions suffisantes on pouvait arriver à supprimer les *vents coulis*.

Il indique enfin comment ses cheminées pouvaient être employées pour renouveler l'air dans une foule de circonstances et en particulier dans les chambres de malades. Il avait donc très-bien compris le mécanisme et l'utilité de ce que depuis on a appelé la *ventilation*, et en lisant la mécanique du feu on sent que l'auteur manque d'un mot pour exprimer sa pensée. Mais ce mot ventilation, que toujours nous avons au bout des lèvres, prêts à le souffler à Gauger ne pouvait à cette époque être employé par lui. Il n'existait pas au moins avec sa signification actuelle, dans la langue française (1). C'est d'Angleterre que

(1) *Ventilation*, s. fém., action de ventiler.

Ventiler, v. act., terme de pratique... On ventile une maison quand le prix en est à distribuer entre les créanciers privilégiés sur la surperficie et les créanciers hypothécaires ou privilégiés sur le fond.

Telles sont les définitions que l'on trouve dans les anciens dictionnaires de l'Académie.

nous est venu le terme *ventilation* (2), et, chose curieuse, c'est précisément Désaguliers, le traducteur de Gauger, qui l'a employé pour la première fois.

Aussi, est-ce à Gauger lui-même qu'il faut rapporter l'invention de ce mot, et celle de l'application du chauffage à la ventilation, quoique cependant Rodolphe Agricola, dans son ouvrage *De re metallica* ait indiqué, dès le xve siècle, de suspendre un large foyer dans les puits des mines pour les débarrasser de l'air vicié. Méthode qui depuis a toujours été pratiquée (Tomlinson).

Gauger indique, en outre, un appareil très-simple pour éteindre les feux de cheminée; il consiste en deux plaques de fer verticales : l'une à la partie supérieure; l'autre à la partie inférieure du tuyau, et qui, à un moment donné, peuvent être abaissées de manière à intercepter l'arrivée de l'air. Il fait en outre remarquer qu'à l'aide de ces *bascules*, on pourrait empêcher la fumée des cheminées voisines de rentrer dans nos appartements et aussi conserver pendant la nuit une certaine chaleur. « Mais il faudrait, dit-il, pour cela, éteindre tous les tisons et ne conserver que du charbon qui ne fasse point de fumée. » Je dois ajouter que cette recommandation n'est suffisante qu'à la condition de remplacer le mot fumée par produits de la combustion; mais n'en est-il pas moins parfaitement visible que Gauger avait compris tous les inconvénients de ne pas laisser dégager au dehors les produits de la combustion, qui pour lui, comme pour tous les hommes de son époque, étaient représentés par la fumée.

Après avoir enseigné la construction de cheminées qui, comme il le dit lui-même, «avaient toutes les commodités des poêles, sans en avoir les incommodités, » Gauger transforma encore les poêles eux-mêmes de manière à les rendre plus salubres. On peut voir dans la collection des machines de l'Académie pour 1720 les dispositions qu'il indiquait: Outre le tuyau de

(1) Du radical *vent*, issue, *to vent*, donner issue.

dégagement de la fumée, un second tuyau, partant de l'extérieur, contournait le poêle de telle sorte que l'air du dehors pénétrait dans ce second tuyau, s'y échauffait, puis était versé dans l'appartement. Il a enfin mentionné quelques inventions moins importantes, sur lesquelles je n'insisterai pas.

On pourrait espérer, d'après ce que j'ai dit de Gauger, que le nom de ce physicien fut resté célèbre parmi nous comme un de ceux des bienfaiteurs de l'humanité; tout au contraire, il fut promptement oublié. Quoique sa *Mécanique du feu* ait été traduite en anglais et en allemand, quoique ses inventions aient été très-appréciées à l'époque où elles parurent, entre autres par Varignon, les rédacteurs du journal de Trévoux et Franklin lui-même, elles ne tardèrent pas à lui être contestées. On prétendit qu'en Allemagne des cheminées analogues étaient déjà connues depuis longtemps; l'inventeur en serait le hollandais Jean de Heiden, et elles auraient été décrites par Sturm, dans un livre imprimé à Leipzic en 1699 (1). Je n'ai pu retrouver cet ouvrage, il n'est même pas mentionné dans la Bibliographie, cependant si complète, de Roth; aussi faut-il croire que très-probablement ces assertions sont erronées.

On a encore dit que les cheminées *à double courant d'air* avaient été indiquées par Savot, et en cela on faisait allusion à la cheminée du Cabinet des livres. Mais ce que j'ai rapporté de Savot et de Perrault montre qu'aucun de ces architectes ne peut être considéré comme l'inventeur des cheminées à prise d'air extérieur.

On ne se contenta pas, du reste, d'accuser Gauger de n'avoir indiqué que des choses connues depuis longtemps; on lui prit une à une toutes ses inventions. M. de Lagny présenta, dès 1741, l'Académie des sciences, un appareil en tout semblable à celui que j'ai indiqué contre les incendies. Le nom de Gauger ne fut même pas attaché à ses cheminées. Un de ses frères, religieux

(1) Voyez à ce sujet : Dictionn. de Trévoux, art. *Cheminée*, t. II, p. 502.
— Journal des savants, année 1714, p. 544.
— Litteratur von Roth, art. *Heiden* (Joh. von).

de l'ordre des Chartreux, fit qu'elles furent appelées *cheminees à la chartreuse.*

En outre, beaucoup de ses imitateurs n'ayant que très-mal compris les principes qu'il avait cependant si clairement exposés, et voulant introduire des améliorations, obtinrent un résultat tout contraire, et revinrent aux inventions de Savot et de Perrault. C'est ce qui eut lieu en particulier pour Pierre Hébrard, qui cependant avait si bien traité la partie historique de la question.

Mais de tous les contemporains de Gauger, bien certainement celui qui fut le plus injuste à son égard, ce fut Genneté, qui tomba dans le défaut que je viens de signaler, non par ignorance (il était premier physicien de Sa Majesté Impériale en 1760), mais pour avoir voulu inventer des appareils qui au fond n'étaient que ceux de Gauger, dont il avait commencé par nier toutes les découvertes. — Il voulut aussi avoir trouvé la ventilation, en voyant la manière dont les ouvriers faisaient circuler l'air dans les mines du pays de Liége, et, pour cela, « il s'était rendu le disciple des noirs charbonniers, malgré le danger de s'en aller instruire si bas. »

Quelle différence de ce style recherché avec celui au contraire si simple de la *Mécanique du feu.*

Je serais loin d'avoir terminé si je voulais montrer tous les emprunts qui ont été faits à ce livre. La plupart de nos inventions prétendues modernes s'y trouvent sinon décrites au moins indiquées ; j'aurai occasion d'en signaler quelques-unes. Je ne veux cependant pas abandonner ce sujet sans parler d'une autre espèce de spoliation dont faillit être victime notre Gauger.

Après lui avoir pris toutes ses inventions, on voulut encore annihiler sa personnalité. En 1829, Mickleham, auteur d'un ouvrage anglais sur le chauffage et la ventilation, prétendit, sans que j'aie pu découvrir d'où venait cette version, que Gauger n'avait jamais existé ; et que la *Mécanique du feu* avait été écrite sous ce nom supposé par le cardinal de Polignac. Cette opinion fut reproduite plus tard par Bernan et aussi par Tomlinson, dans sa première édition, et c'est ce dernier auteur qui, ayant eu à écrire un article pour le journal « *The Quaterly Review,* » eut occasion de rechercher dans quelles circonstances un homme de la valeur du cardinal de Polignac avait fait une si heureuse découverte. Après de nombreuses recherches à Londres et à Paris, il parvint à s'assurer qu'une erreur avait été commise, non par Bernan, comme il le dit (1), mais par Mickleham dont l'ouvrage parut seize ans auparavant.

Gauger exista en effet, et je ne crois pouvoir mieux le démontrer qu'en reproduisant la notice suivante, extraite de la *Biographie universelle* de Michaud.

« Gauger (Nicolas), né auprès de Pithiviers, vint à Paris trouver un heureux supplément à la modicité de sa fortune, — s'attacha sans charlatanisme à faire des expériences en public, — trouva ainsi le moyen de subsister avec honneur, — devint intime du P. Desmolets, de l'Oratoire, et du chevalier de Liouville, avec lesquels il entretint une correspondance littéraire. — Mort en 1730, après avoir publié : 1° *la Mécanique du feu*, etc.

« D'après l'un des titres, nous apprenons que Gauger était avocat au Parlement de Paris et censeur royal de Livres.

(P....d.) »

Tel est l'homme qui certainement a le plus fait pour le chauffage ; et qui peut-être eût été entièrement oublié, si Franklin, dont j'ai maintenant à indiquer les travaux, ne l'avait mentionné dans ses écrits. Ses cheminées étaient parfaitement conçues ; elles n'avaient que le défaut d'être un peu trop compliquées, surtout par l'adjonction d'accessoires dont cependant on ne peut nier l'utilité.

En 1744, FRANKLIN fit paraître une brochure dans laquelle il donnait la description d'un poêle qu'il venait d'inventer, et pour lequel, malgré l'offre qui lui en avait été faite, il n'avait pas voulu prendre de brevet, disant : « *That, as we enjoy great*

(1) Voyez TOMLINSON. Warming and ventilation, 4e édition, 1864. Appendix, p. 326.

advantage from the inventions of others, we should be glad of an opportunity to serve others by any invention of ours; and this we should do freely and generously» (1). Aussi, ces appareils qu'il nomma «Pennsylvanian fire-place» (chauffoirs de Pensylvanie) se répandirent très-rapidement aux États-Unis et devinrent en très-peu de temps d'un usage général. En France ils nous furent révélés peu après leur invention par Fossé et aussi par Barbeu-Dubourg. Ils consistent en réalité en un poêle à combustion renversé et pour ces deux motifs utilisent très-bien la chaleur et le combustible; ils présentent seulement les inconvénients d'être d'une construction un peu compliquée et de ne pouvoir permettre la vue du feu.

Toutefois, ce chauffoir ne remplissait qu'imparfaitement le but de Franklin, qui voulait obtenir la combustion de la fumée; aussi imagina-t-il deux nouvelles dispositions au moyen desquelles, guidé par son seul génie, il réalisa les deux conditions dans lesquelles on obtient la combustion complète longtemps avant leur détermination théorique.

L'un de ces appareils fut le premier de ces foyers tournants dans lesquels, le combustible neuf étant sans cesse ramené en bas, on réalise artificiellement une alimentation inférieure. Dans l'autre il reproduisit, à peu de chose près, l'invention de Dalesme. Mais il avoue lui-même « que cette machine exige trop d'attention pour être gouvernée par des domestiques ordinaires » (2).

Enfin, dans une lettre adressée à J. Baudouin, il indique l'usage des cheminées tant en été qu'en hiver, pour la ventilation des appartements.

On voit combien les découvertes de Gauger et de Franklin

(1) J'ai préféré donner le texte anglais qu'une mauvaise traduction : « que puisque nous retirons grand profit des inventions des autres, nous devons être joyeux d'une occasion de servir les autres par quelque invention de nous, et nous devons le faire librement et généreusement.»

(2) GUYTON-MORVEAU. Notice sur l'art de se chauffer économiquement. In Annales de chimie, t. XLI, an X, p. 85.

se complètent mutuellement. A eux deux ils ont enseigné l'emploi des appareils de chauffage comme appareils de ventilation; Gauger, pendant l'hiver, Franklin, pendant l'été (1). A eux deux encore ils ont constitué le chauffage moderne; le premier à l'aide des cheminées, le second à l'aide des poêles. Mais il faut cependant rapprocher de leurs travaux le mémoire présenté en 1763 à l'Académie des sciences, par le marquis de MONTALEMBERT.

Ce général, pendant la guerre de Sept-ans, avait vu et apprécié les appareils de chauffage employés par les peuples du nord; rentré en France, il en donna la description; ce sont identiquement ceux de Keslar; mais, en outre, il indiqua une modification très-ingénieuse des cheminées, basée sur les mêmes principes et permettant une économie considérable, tout en n'empêchant pas la vue du feu comme les poêles, et ainsi *plus conformes à la coutume* de son pays.

Ce fut seulement à la fin du XVIIIe siècle, assez longtemps après les inventions si remarquables de Gauger, de Franklin et de Montalembert, que parurent les mémoires de Lavoisier, dans lesquels il démontra le rôle important de l'oxygène et la nature gazeuse des produits de la combustion. A peu près à la même époque, Rumford et Leslie firent des études très-complètes sur la propagation de la chaleur, qui confirmèrent les faits que Gauger avait avancés depuis près d'un siècle. Il semble qu'à partir de ce moment les inventeurs, guidés par des théories plus exactes, eussent dû entrer dans une voie nouvelle et plus rationnelle; mais tout au contraire, pendant cette période qui

(1) J'ai mentionné l'emploi de la chaleur à la ventilation fait sur Agricola longtemps avant Gauger. Je dois indiquer au même titre l'usage du *mulguf* chez les anciens Égyptiens comme appareil de ventilation pendant l'été.

Le mulguf est un espèce de double cône ouvert à ses deux extrémités et placé sur le faîte des maisons dans la direction des vents habituels. L'air s'engouffre par l'une des ouvertures, puis dirigé par une lame verticale, il pénètre dans les habitations qu'il balaye avant de sortir par la seconde ouverture.

fut celle de la Révolution française, la question du chauffage rétrograda au moins chez nous; et cela pour plusieurs causes.

Au milieu des agitations d'alors parurent peu d'ouvrages sur le sujet dont je m'occupe,et encore n'étaient-ils pas à la hauteur des nouvelles découvertes sur la combustion et les propriétés de l'air; tel fut le cas du livre de Clavelin, qui, sans doute pour ce motif et malgré un décret de l'an III, ne fut jamais imprimé (1).

En outre, on introduisit en France des appareils étrangers qui pour ce seul motif furent reçus avec enthousiasme, quoique cependant ils fussent bien inférieurs à ceux que l'on aurait pu retrouver chez nous. Je veux parler des cheminées à la Rumford.

Benjamin THOMSON, comte de RUMFORD, outre ses travaux sur la chaleur que j'ai déjà signalés, fit paraître de nombreux *Essais* sur les appareils d'économie domestique, un entre autres consacré entièrement aux cheminées. Mais il eut le grand tort de ne vouloir pas, au moins pour ces derniers, tirer partie de la chaleur transmise, qui, selon lui, ne pouvait être utilisée pour le chauffage. On est surpris de trouver de pareilles erreurs dans les œuvres de Rumford, surtout après les travaux de Gauger. Aussi, pour ne pas être accusé d'exagération, quand plus tard je montrerai combien a été usurpée la réputation du physicien anglais au détriment de notre modeste expérimentateur français, je vais dès maintenant reproduire textuellement les écrits de Rumford, comme j'ai reproduit ceux de Gauger. Après avoir cherché à établir le rapport de la chaleur rayonnante à la chaleur combinée (et par chaleur combinée il entend celle qui se perd combinée à l'air échauffé, à la fumée et à la vapeur, c'est-à-dire l'ensemble de ce que j'ai appelé chaleur transmise et chaleur de ventilation), il regrette que des expériences précises n'aient pas été faites à ce sujet; puis il ajoute :

(1) L'ouvrage de Clavelin nous est seulement connu par le rapport très-détaillé de Hallé et de Jumelin, à la suite duquel fut décrétée l'impression aux frais de la Nation. (Voir Bibliographie.)

« Il est néanmoins certain que la quantité de chaleur qui s'évapore avec la fumée est plus considérable, peut-être trois ou quatre fois, que la chaleur qui émane du feu sous forme de rayons. Cependant, quelque modique que soit cette chaleur rayonnante, c'est la seule qui puisse être employée à chauffer un appartement. » Et un peu plus loin : « Comme il n'y a que la chaleur rayonnante qui puisse être utilisée à chauffer une chambre, il est très-important de déterminer les moyens, d'en produire la plus grande quantité par l'inflammation du combustible (1). » Pour cela il recommande que le feu ne soit ni étouffé ni trop petit, afin qu'il ne *meure point de froid*, expression qui, selon Cuvier, « indique avec autant de force que de justesse la nature de l'événement qui a lieu (2) » et surtout de modifier les cheminées d'après les principes qu'il enseigne et qui consistent à rétrécir la gorge en même temps qu'à avancer le foyer.

L'idée de porter le feu en avant est certainement bonne ; mais on n'en peut dire autant du rétrécissement de la gorge qui ne pouvait avoir que des inconvénients : perte de force vive pour le courant d'air, difficulté du ramonage, encombrement de la suie, etc.

Telles sont les modifications apportées par Rumford dans la construction des cheminées, modifications qui jusqu'à nos jours ont valu à leur auteur d'être considéré comme l'homme qui a fait le plus pour le chauffage des habitations privées. Combien cependant ces modifications et les principes sur lesquels elles reposent sont-ils loin de valoir les idées de Gauger sur les mêmes questions ! Mais il suffisait qu'elles fussent importées de l'étran-

(1) Essais politiques, économiques et philosophiques, par Benjamin, comte de Rumford, traduits de l'anglais par L. M. D. C. (le marquis de Courtivron). Genève, chez G.-S. Manget, 1799 (an VII), 2 vol. in-8 avec planches ; p. 309, IVe Essai, des Cheminées et de leurs foyers, etc.

(2) Recherches sur la chaleur, développée par la combustion, par le comte de Rumford. Paris, Everat, in-8, 1812 (Mém. lu à la séance de la 1re classe de l'Institut, du 24 février, et dans celle du 30 novembre 1812). Analyse par Cuvier, in Mémoires Acad. des sciences, 1812, p. lxxxiij.

ger, sous le patronage de Rumford, pour qu'en France elles fussent adoptées sans hésitation et sans contrôle, et surtout sans qu'on eût l'idée de les comparer avec celles de Gauger, car alors il eût été impossible d'hésiter un instant. Mais j'ai montré un peu plus haut qu'il a fallu que les idées de Gauger, même retrouvées par Péclet, aient passé par les auteurs anglais pour revenir enfin jusqu'à nous.

En même temps que s'introduisaient en France les cheminées de Rumford, un chimiste français, Guyton-Morveau, essaya de nous faire adopter le mode de chauffage des peuples du nord, et pour cela il donna, en 1802, la « description d'un poêle sur les principes de la cheminée suédoise. » C'est encore quelque chose d'analogue au poêle de F. Keslar; mais il n'eut pas, comme le marquis de Montalembert, la précaution de modifier cet appareil, de manière à conserver la vue du feu; aussi sa tentative eut-elle peu de succès; on ne voulut pas abandonner l'usage des cheminées. Guyton-Morveau s'en aperçut bientôt, et, dès 1807, il fit connaître « les vices de construction des cheminées, les inconvénients et les dangers qui en résultent, et les moyens d'y remédier. » C'est dans ce mémoire qu'il proposa de révoquer les règlements de juillet 1792 et de mars 1723, d'après lesquels tous les tuyaux de cheminée devaient avoir au moins 3 *pieds de long et* 10 *pouces de large dans œuvre;* après avoir montré que de pareilles indications étaient contraires à tous les principes physiques et économiques. Je ne crois pas que les ordonnances aient été encore rapportées; mais, dans tous les cas, depuis Guyton-Morveau, elles sont entièrement tombées en désuétude.

Mais déjà, depuis 1802, s'était fondée la SOCIÉTÉ D'ENCOURAGEMENT, dont l'une des premières et des plus constantes préoccupations fut l'économie du combustible. Cette Société, qui existe encore aujourd'hui, a toujours poursuivi ce but avec la même persévérance, et aussi a-t-elle exercé sur toutes les questions qui, de près ou de loin, touchent au chauffage, une telle influence, que, dès son origine, son histoire devient celle du chauffage. Je serai donc obligé d'abréger mon récit, renvoyant, pour plus de détails, aux bulletins de cette Société. On y verra comment de nombreux concours institués (entre autres celui de l'an XIII), de nombreuses récompenses accordées aux meilleurs appareils, des rapports consciencieux faits par des hommes remarquables, et souvent accompagnés de dessins parfaitement exécutés, formaient un attrait suffisant, pour que, selon la remarque faite en 1815 par Bouriat, « on eût soumis à l'examen de la Société presque toutes les nouvelles découvertes faites en pyrotechnie à partir des poêles, fourneaux, cheminées, à l'usage de l'indigence, jusqu'à ceux destinés aux plus grands établissements » (1).

C'est parmi ces bulletins que se trouvent décrits et figurés les appareils de Désarnod, Voyenne, Curaudau, Olivier, Debret, Thilorier, Chenevix, Fournier, Picard, John Cutler, Bruynes, Lhomond, Millet, Chaussenot, Bronzac, Pouillet, Chevallier, et encore quelques autres, accompagnés de rapports ou observations de Costaz, Bardel, Guyton-Morveau, Sylvestre, B. Delessert, de Lasteyrie, de Candolle, de Grave, Bouriat, Gillet de Laumont, Mérimée, Herpin, B. Derosne, Payen, et enfin Péclet.

Ce n'est pas sans intention que, dans cette énumération, je me suis arrêté à l'année 1843, dans laquelle parut l'ouvrage certainement le plus complet et tout à la fois le plus scientifique et le plus pratique qui ait encore été publié sur le chauffage. Je veux parler du *Traité de la chaleur considérée dans ses applications*, de Péclet (2), et sur lequel je reviendrai après avoir

(1) Rapport, par Bouriat, sur les appareils Picard, in Bull. Soc. enc., 14e année, 1835, p. 191.

(2) Il existe trois éditions de l'ouvrage de Péclet : la première, que d'ailleurs je n'ai pas eue à ma disposition, datant de 1829, doit être nécessairement incomplète. La troisième a été entièrement revue et remaniée par M. Ser. J'ai donc dû choisir la deuxième, celle de 1843, comme reproduisant le mieux les idées de son auteur. Elle marque en outre la fin d'une période dans laquelle, parmi les sujets de thèse donnés par la Faculté de médecine de Paris, se trouvaient souvent des questions relatives aux diverses applications de la chaleur.

terminé l'histoire de la Société d'encouragement pendant la période que j'ai envisagée. Outre les nombreux appareils que j'ai déjà mentionnés, elle fit encore connaître :

1° Les calorifères à vapeur établis d'abord en Angleterre par Makintosch et David Dale, puis importés en France par Neil-Snodgrass en 1808, quoique inventés depuis longtemps, puisqu'il paraît que James Watt avait en 1784 indiqué et tenté d'appliquer ce procédé de chauffage.

2° Les calorifères à eau chaude dont on a fait remonter la première application à Rumford, mais qui en réalité furent utilisés en 1777 par Bonnemain pour l'éclosion artificielle des poulets. D'après Tomlinson, la première tentative de ce genre de chauffage aurait été faite par Martin Triewald, un Suédois résidant à Newcastle-on-Trent, et qui en 1716 décrivit une méthode pour chauffer une serre par l'eau chaude.

Cet ouvrage de Triewald fut connu en France, car dans le *Journal économique* de mai 1752 en est annoncée une traduction. Mais il m'a été impossible de vérifier si Bonnemain avait eu connaissance des essais de l'auteur suédois (1).

3° Diverses tentatives pour utiliser les sources de chaleur autres que la combustion ; entre autres celles de Bruckman, Montureux et de Candolle.

4° Quelques essais de chauffage par les gaz ou les combustibles autres que le bois, dont j'ai déjà parlé, et en outre une foule d'inventions moins importantes, telles que mitres, tuyaux de cheminée, appareils pour le chauffage des voitures, etc.

Enfin en 1840, « le baron Sylvestre appela l'attention de la société sur l'utilité qu'il y aurait à chercher les moyens de re-

(1) Dans tous les cas, il en fut de l'invention de Bonnemain comme de celles de Gauger et de Lebon. Des étrangers vinrent nous révéler, en voulant se les approprier, les découvertes françaises, que nous avions méconnues. Du reste, le sort de Bonnemain ne fut guère plus heureux que celui de Lebon. En 1839, Molard fit accorder d'urgence, par la Société d'encouragement, une somme de 300 francs à ce malheureux vieillard « attendu les besoins qu'il éprouvait. »

médier aux inconvénients de la fumée qui se dégage des fourneaux pendant la combustion ; regrettant que les procédés de l'ingénieur Lefroy ne fussent pas assez connus, et dès lors fut soulevée l'importante question de la fumivorité. C'est ainsi que les moindres observations pouvant amener une économie, quelque petite qu'elle fut, dans l'emploi des combustibles était accueillie avec empressement par cette société, dont malheureusement aucun des membres, à l'exception de Guyton-Morveau, ne paraît avoir connu les ouvrages de Gauger.

Dans cette même période **de 1802 à 1843**, et en dehors de la Société d'encouragement, furent encore publiés de nombreux écrits sur le chauffage. Dans les *Annales de Chimie* sont insérés plusieurs mémoires de Guyton-Morveau et quelques observations de Chaptal, de Hallé et de Berthollet. De nombreuses communications furent adressées à l'Académie des sciences, et il faut enfin citer les divers essais et mémoires de Rumford, le *Dictionnaire technologique* paru en 1824 et les articles de M. Gaultier de Claubry dans le *Dictionnaire de l'industrie manufacturière*, etc.

Hamon avait entrepris en 1829 de résumer toutes les découvertes ; malheureusement la première partie de son ouvrage a seule paru. Il fut sans doute arrêté par la publication du *Traité de la chaleur*.

Il semble véritablement qu'alors une fièvre de chauffage eût gagné tous les esprits et la Faculté elle-même ne fut pas à l'abri de la contagion. Car, outre les traités d'hygiène de Hallé et de Londe, je dois encore mentionner la thèse de concours de M. le professseur Piorry sur les habitations privées, les thèses de doctorat de MM. Delaroche, Prégian, Cauvin, Rodde, Nivet, Binault, Yver, Leroux, Castéra ; de nombreux articles parus dans les *Annales d'hygiène* et dus à Darcet et Braconnot, Devergie et Paulin, Ollivier (d'Angers), Chevallier, et enfin les premières instructions du Conseil de salubrité.

Dans tous les ouvrages dont je viens de parler, il n'en est pas un seul où il soit traité de la ventilation. C'est à peine s'il est dit quelques mots du tirage des cheminées, dont on fait remonter, bien à tort, la découverte à Montgolfier, puisque nous avons vu que Gauger avait parfaitement indiqué ce phénomène dès 1713.

En Angleterre, au contraire, on s'était préoccupé de très-bonne heure de toutes ces questions, et il existe, à partir de 1818, de nombreux ouvrages sur la ventilation, et l'un d'entre eux, celui de Tredgold, fut traduit par Duverne en 1825. — Je reviendrai d'ailleurs, un peu plus loin, sur ce point. — C'est à l'aide de toutes ces données et aussi de ses connaissances et de ses travaux personnels que PÉCLET composa son *Traité de la Chaleur*. J'ai déjà fait connaître mon opinion sur ce livre qui ne fut que le développement des cours faits par l'auteur à l'École centrale. Je ne puis en donner ici une analyse détaillée; il s'y trouve d'abord trop de choses en dehors de mon sujet, et pour celles qui en font partie j'aurais le plus souvent à répéter ce que j'ai déjà dit. Je me contenterai donc de rappeler que c'est Péclet qui, après avoir bien fait comprendre la différence qui existe entre la chaleur rayonnée et la chaleur transmise, chercha à en évaluer le rapport, et obtint ce résultat pour la plupart de nos combustibles habituels.

Il inventa aussi deux cheminées, l'une d'une construction trop compliquée pour devenir d'un usage général, tandis qu'au contraire la seconde est surtout remarquable par son extrême simplicité. Le tuyau de fumée est enveloppé d'un second tuyau, de manière à former un espace annulaire dans lequel de l'air, pris à l'extérieur par une ouverture supérieure, s'échauffe en circulant autour des produits de la combustion pour être ensuite versé dans l'appartement par l'ouverture inférieure. On voit que c'est là une disposition analogue à celle de Gauger, quoique moins économique, puisque Gauger utilisait la chaleur du foyer, tandis que Péclet tirait seulement parti de celle nécessairement plus faible des produits de la combustion.

Il n'y avait à ce moment qu'un pas à faire, il suffisait de combiner ensemble les dispositions de Péclet et celles de Gauger pour trouver la cheminée de Douglas-Galton. Mais ni les unes ni les autres ne furent goûtées en France, et c'est d'Angleterre que nous est revenu ce nouveau perfectionnement. Je ne veux pas anticiper sur ce que j'aurai à dire à ce sujet, et je reviens aux années qui suivirent la seconde édition du *Traité de la Chaleur* pour continuer l'histoire du chauffage, et, pour plus de commodité, je considérerai deux périodes séparées par l'Exposition de 1855.

1° De 1843 à 1855. Les constructeurs, se conformant aux principes établis par Péclet, imaginèrent des appareils en général bien conçus, et j'ai surtout à signaler ceux de MM. Laury, Fondet, Chaussenot, Sorel. La Société d'encouragement, fidèle à ses anciennes traditions, les fit connaître par des rapports dus à MM. Herpin, Priestley, Payen, et c'est à propos de l'un d'eux que M. Dumas souleva une discussion très-remarquable sur les propriétés beaucoup plus nuisibles de l'oxyde de carbone que de l'acide carbonique, à laquelle prirent part MM. Jomard, Combes, Peligot, Payen, etc.

A cette époque parurent aussi de nombreux articles sur le chauffage. La plupart, il est vrai, traitent des établissements publics, en particulier des hôpitaux ; aussi la ventilation vint-elle alors pour la première fois, en France, compliquer les questions de chauffage (c'est de 1844 que date le mémoire de Poumet). Cependant, au point de vue où je me suis placé, je dois signaler les articles de MM. Tardieu et Bayard, Chevallier, Joire, Lassaigne, insérés dans les *Annales d'Hygiène ;* et aussi les traités de Monfalcon et Polinière, Becquerel, Michel Lévy, Vernois, dans lesquels se trouvent des passages d'un grand intérêt sur le chauffage des habitations privées. Je dois enfin une mention toute particulière au *Dictionnaire des Arts et Manufactures;* à l'article Chauffage du *Dictionnaire de la Conversation*, par Pelouze ; aux instructions émanées du Congrès de Bruxelles et du Conseil de salubrité de Paris, et surtout enfin au *Dictionnaire d'Hygiène* de M. le professeur Tardieu.

2° L'Exposition de 1855 fut excessivement remarquable au point de vue du chauffage, et l'on ne doit pas en être surpris si l'on songe combien cette question préoccupait les esprits depuis un demi-siècle. 71 constructeurs avaient exposé leurs appareils dont je ne puis donner ici le compte-rendu. Je renverrai, pour plus de détails, aux rapports du jury, et aussi, à l'article de M. E. Perrey, inséré dans le treizième volume de la *Revue d'architecture;* et je signalerai seulement les dispositions les plus nouvelles :

Foyer à bascule de M. Laury (médaille d'honneur, etc).

Cheminée à circulation d'eau. Calorifère de M. Duvoir.

Foyer à alimentation inférieure de M. le Dr Arnott.

Foyer elliptique de M. Tricoche.

Cheminée à rideau métallique de M. Descroisilles.

Foyer à courbe calculée (?) de M. Beaudon-Porchez.

Cheminée à bouches de chaleur de M. Fondet.

Cheminées fumivores de MM. Millet, Touet-Chambor, etc.

Poêles calorifères de MM. Chaussenot, Joly, etc.

Un foyer très-curieux pouvant s'avancer de plusieurs mètres dans l'intérieur de l'appartement; la fumée se rendait alors dans la cheminée par un tuyau formé de tubes rentrant les uns dans les autres, comme pour un télescope (Ser).

Enfin, les appareils de MM. Beaumont et Mayer, dans le but d'utiliser la chaleur due au frottement.

Dans cette Exposition, l'une des inventions qui excita le plus la curiosité fut la cheminée du Dr Arnott (1), qui nous révéla, en France, tout un nouveau système d'appareils : les appareils à combustion complète. Une fois la voie ouverte, de nombreuses tentatives se sont pressées vers ce but; et, en 1862, pendant l'Exposition de Londres, M. le général Morin crut devoir attirer l'attention des ingénieurs sur l'étude de la fumivorité dans les foyers domestiques.

(1) Singulier rapprochement : c'est en 1855 que fut exposé l'appareil du Dr Arnott, c'est en 1686 que fut montré à la foire Saint-Germain l'appareil de Dalesme. L'un et l'autre attirèrent également la foule; tous les deux étaient des foyers à combustion complète. Il y avait seulement près de deux siècles d'intervalle.

Quoique ayant été très-bref au sujet de la combustion complète, j'ai cependant indiqué les deux méthodes à l'aide desquelles on pouvait l'obtenir : 1° par alimentation inférieure; 2° par renversement de la flamme. J'ai dit comment le second de ces moyens avait été mis à profit dans les cheminées du prince Rupert et dans les appareils bien mieux disposés de Dalesme et de Franklin ; depuis, des modifications analogues ont été souvent adoptées pour les poêles et autres appareils à feu non découvert.

Mais c'est surtout par une alimentation inférieure que dans nos appareils domestiques on a cherché à réaliser la combustion complète, et cela au moyen de deux procédés. L'un d'eux, précisément celui du Dr Arnott, consiste à remplir de combustible une caisse très-haute et placée au-dessous du foyer que l'on soulève au fur et à mesure des besoins (voy. pl. IV, fig. 13). L'idée première de ce genre d'appareils est due à M. Cutler (de Londres). Le second, indiqué pour la première fois par Franklin, consiste à se servir d'un foyer tournant, une espèce de cage à jour de forme variable et montée sur un axe ; le combustible se charge par la partie supérieure, puis est ramené en bas par la rotation du foyer. Une disposition de ce genre fut adoptée, en 1844, par M. Letestu, pour son usage personnel ; puis appliquée par M. Bocquillon aux foyers domestiques.

Malheureusement ces appareils, tant ceux de M. le Dr Arnott que ceux de M. Bocquillon, quoique donnant de très-bons résultats, en ce qu'ils suppriment presque totalement la fumée, ne se sont pas répandus en France ; ce qu'il faut attribuer aux dimensions beaucoup trop considérables des foyers, à leur manœuvre difficile et gênée par l'accumulation des cendres. Cependant les inventions du Dr Arnott, dans lesquelles ces inconvénients sont en partie éludés, furent adoptées en Angleterre, et s'il n'en fut pas de même chez nous, la cause doit, je crois, en être rapportée à ce que ces appareils sont à *alimentation continue*.

Depuis quelques années, on a inventé un assez grand nombre de poêles et de cheminées qui n'ont pas besoin d'être chargés de combustibles ; ils s'alimentent eux-mêmes d'une manière continue, en général pendant une journée entière. Il suffit dans la matinée de remplir l'appareil d'une quantité suffisante de combustible, pour qu'une fois le feu allumé il ne soit plus nécessaire de surveiller la combustion. Dans les cheminées du Dr Arnott, la caisse inférieure contient le combustible de toute la journée. En Angleterre, il est sans inconvénient d'user de pareilles dispositions ; mais en France il n'y faut point songer, au moins pour nos appareils habituels, la rigueur du climat ne nécessitant pas une pareille dépense de combustible, et elles ne pourront être applicables chez nous que pour des poêles destinés à servir de calorifères et tels que celui dont il est donné une idée (pl. VIII, fig. 30) d'après un dessin du cours de M. Scr.

3° Après 1855, la Société d'encouragement signala peu d'appareils. Les seuls qui lui ont paru mériter des rapports sont ceux de MM. Bocquillon (rapporteur, M. Silbermann) ; Touet-Chambor (rapporteur, M. Masson) ; Greffin, Mousseron (rapporteur, M. Peligot), quoique cependant lui aient été présentés ceux de MM. Toussaint Ozon de Verrie, Laviron, Marc Darnet, Conhaye et Vaurillon, Barca, Lascomères, Berne, etc., etc. De toutes ces inventions, il n'en est qu'une seule sur laquelle je veuille m'arrêter un moment, c'est celle de M. Mousseron. Je donnerai un peu plus loin la description de ce système de chauffage (voy. pl. VI, fig. 22), qui paraît très-usité aujourd'hui dans les constructions nouvelles de Paris. Je crois que cet appareil est tout à fait contraire à tous les principes d'hygiène qui cependant devraient être un peu mieux suivis. A quoi serviront donc les travaux de Darcet, les instructions du Conseil d'hygiène, les exemples d'une foule d'accidents signalés dans tous les ouvrages de médecine, les ordonnances de police, celle du 24 novembre 1843 en particulier (1) etc., si, sous prétexte de construction plus commode ou de prix excessif des terrains de

(1) « Art. 6. Chaque foyer de cheminée doit avoir son tuyau particu-« lier dans toute la hauteur du bâtiment. »

Paris, on adopte ce système dit unitaire, et dans lequel un seul tuyau sur lequel se branchent plusieurs foyers s'élève de la cave au sommet des maisons.

Ce modèle de constructions, qui n'est du reste point nouveau, puisque il est figuré dans l'ouvrage de Tomlinson, a été approuvé par la Société des architectes. MM. l'abbé Moigno et Peligot ont fait à la Société d'encouragement des rapports favorables, disant que ceux de ces appareils qu'ils ont vu marcher fonctionnent très-bien, que la seule condition est que le tuyau unitaire soit « d'une section au moins égale à la somme des sections des orifices de sortie des divers foyers qui doivent déboucher dans ce tuyau (1) ». Je n'ai pas vu, il est vrai, fonctionner ces appareils ; mais il serait difficile de me prouver que, dans des conditions données, et qui du reste peuvent se présenter souvent, les produits de la combustion de l'un des foyers ne puissent se rendre dans les divers appartements de la maison et occasionner des dangers pareils à ceux qui ont été révélés par Darcet et Braconnot, Ollivier (d'Angers), et plus récemment encore par M. A. Chevallier.

Pour en finir avec les Bulletins de la Société d'encouragement, je dois encore indiquer des articles très-remarquables sur la combustion complète, de M. Silbermann et de M. Duméry, et aussi la présentation par M. Bègue d'une cheminée à l'huile de pétrole (1868).

En dehors de cette Société, je dois signaler les ouvrages de M. Ser : 1° la troisième édition du *Traité de la chaleur* de Péclet ; 2° le cours fait en 1865-66 à l'École Centrale, lithographié par les élèves ; et divers articles du *Dictionnaire des sciences,* dus à M. Marié-Davy, et à mon ancien maître, M. Privat-Deschanel.

Parmi le monde médical, quoique l'attention fût surtout por-

(1) Rapport par M. Peligot sur les appareils de MM. Mousseron et Ce, in Bull. Soc. encycl., 2e série, t. X (1863), p. 391 ; et Observat. de l'abbé Moigno, in Bull. Soc. encycl., 2e série, t. VIII (1861), p. 734.

tée vers la combustion de la fumée des machines, et le chauffage des hôpitaux, on trouve encore de très-utiles renseignements dans l'article de M. Chevallier sur les accidents dus à la combustion, dans la thèse de M. Castellan (Paris, 1857) et surtout dans les derniers travaux de M Gallard, parmi lesquels je mentionnerai tout particulièrement l'article Chauffage du *Dictionnaire pratique*, et celui publié tout récemment (juin 1868), dans les *Annales d'hygiène*. Enfin je dois encore indiquer les discussions soulevées d'abord à l'Académie de médecine, puis à l'Académie des sciences, au sujet des mémoires de M. le Dr Carret, sur les poêles de fonte.

Il a paru en outre, dans ces dernières années, deux nouvelles revues périodiques, les *Annales du Conservatoire* et les *Annales du génie civil*, qui peuvent être consultées avec fruit pour l'étude du chauffage et de la ventilation. Les *Annales du génie civil* ont donné des traductions de plusieurs articles parus à l'étranger, entre autres ceux de Wye Williams, sur la fumée ; du professeur Bolthausen, sur les appareils de chauffage ; du Dr Ure, sur la valeur des combustibles, etc., qui, bien qu'écrits à un point de vue tout à fait théorique, offrent cependant un très-grand intérêt.

C'est dans les *Annales du Conservatoire* qu'ont paru presque tous les travaux si remarquables et si complets de M. le général Morin sur la ventilation. Cette question était étudiée en France depuis très-peu de temps, quand M. Morin eut à s'en occuper au sujet de la construction d'édifices publics.

Quoique la VENTILATION à l'aide du chauffage (1) ait été inventée par Gauger, il en fut de cette découverte comme de toutes celles de cet inventeur. Jusqu'en 1844, pas un seul ouvrage français n'a paru sur la ventilation ; on ne connaissait que

(1) Je dois rappeler qu'il existe d'autres moyens de ventilation, les moyens mécaniques par exemple ; ces derniers sont même connus depuis longtemps (Machines de Désaguliers, 1734 ; Hales, 1741, etc.), mais comme ils sont sans applications pour les habitations privées, je ne m'en suis point occupé.

la traduction du traité de Tredgold, aussi les ouvrages de MM. Poumet, Guérard, Boudin et Grassi, etc., furent-ils accueillis comme des études tout à fait nouvelles. Mais il en était, à cette époque, bien autrement en Angleterre.

Depuis Franklin, qui avait indiqué ce qui, depuis, fut appelé « *the spontaneous ventilation,* » de sérieuses études furent entreprises dans le même ordre d'idées, et à partir de 1818, les travaux anglais parus sur la ventilation sont en nombre considérable. Je citerai plus particulièrement les observations de A. Meyler (1818), l'article de Davis Gilbert paru en 1822, dans « *The Quartcrly Journal of science* » ; les traités de Tredgold (1824), de Mickleham (1829), de Richardson (1837), du Dr Arnott (1838), du Dr Reid (1844), de Bernan (1845), de Tomlinson (1850), de Noirsain (1851), de Hood (1855), de Roscoe (1857) ; les rapports faits à la suite des diverses enquêtes sur le chauffage et la ventilation des Chambres des Lords et des Communes, depuis Désaguliers (1723) jusqu'au Dr Playfair (1857), et adressés « *to the general Board of Health,* » depuis l'année 1836 ; et aussi ceux adressés en 1861 par M. Douglas Galton à la commission des « *Barraks and Hospitals.* »

Je dois encore mentionner divers articles très-complets du *Dictionary of arts, manufactures and mines* du Dr Ure, de l'*Encyclopedie britanique* de Charles et Adam Black et surtout de *The English cyclopædia* by Charles Knight (1861).

Quand M. le général Morin, qui déjà depuis plusieurs années s'occupait de ventilation, voulut, pendant son voyage à Londres, lors de l'Exposition de 1862, consulter les ouvrages anglais écrits sur cette matière, il dut être surpris du grand nombre de travaux déjà parus. Rentré en France, il tira parti de ses recherches et, joignant ses propres expériences aux découvertes des auteurs anglais, il fit paraître dans les *Annales du Conservatoire* une série d'articles très-remarquables qui, plus tard, furent réunis et coordonnés en un traité complet sous le titre d'*Etudes sur la ventilation.*

C'est d'Angleterre que M. Morin rapporta des notions précises sur la venticulation naturelle qui certes n'était pas inconnue en France, mais seulement très-imparfaitement étudiée. Il montra que dans bien des cas elle était suffisante, et que, par le chauffage à l'aide de cheminées, elle pouvait être augmentée dans des proportions dont on n'avait pas la moindre idée.

Il fit connaître aussi les cheminées de M. Douglas-Galton qui sont, sans contredit, les plus salubres et en même temps les plus économiques inventées jusqu'à ce jour, quoique cependant conformes au goût français. Je regrette seulement qu'il ait cru devoir désigner ces nouveaux appareils sous le nom de cheminées ventilatrices. Cette qualification est en effet applicable à toutes les cheminées, dont le plus grand défaut est une ventilation exagérée. Et d'ailleurs, pourquoi ne pas conserver le nom de leur inventeur, M. le capitaine du génie Douglas-Galton.

Les dimensions les plus convenables à adopter pour ces appareils ont encore été indiquées par M. le général Morin, dans son *Manuel pratique du chauffage et de la ventilation*, paru il y a seulement quelques mois, et dans lequel se trouvent condensés sous une forme aussi concise que nette tous les résultats des recherches et des expériences du savant directeur du Conservatoire. Je n'ai, pour terminer cette histoire du chauffage, qu'à rappeler les tentatives nombreuses faites dans ces derniers temps pour utiliser de nouveaux combustibles, les agglomérés, les combustibles maigres tels que le coke, l'anthracite, l'huile de pétrole (1), et surtout le gaz de l'éclairage. On a pu voir, tout l'hiver dernier, à Paris, dans les magasins de la Compagnie parisienne, divers foyers très-bien conçus pour l'emploi des combustibles gazeux. L'un d'entre eux, d'une extrême simplicité, se composait uniquement d'un bec assez volumineux dirigé en bas, de telle sorte que la flamme se renversait en se relevant. L'on obtenait, par ce moyen, une combustion complète ; de plus, le bec de gaz était placé au centre d'un miroir de cuivre qui augmentait considérablement la chaleur réfléchie.

(1) Voir ce qui a été dit sur ce sujet, au chapitre des Combustibles.

Quant à l'Exposition du Champ-de-Mars, j'avais espéré y trouver quelques nouvelles inventions, quelques tentatives pour l'utilisation de l'hydrogène ; mais mon espoir a été complétement déçu. J'ai parcouru plusieurs fois les diverses galeries de la classe XXIV, sans jamais rencontrer un appareil qui pût offrir le moindre intérêt, et M. Ser a dû avouer dans son rapport que « les cheminées à foyer découvert et les poêles qui figurent en grand nombre à l'Exposition ne présentent rien de nouveau, et on n'y découvre aucune disposition qui mérite d'être signalée d'une manière particulière (1). » Quelle différence d'avec l'Exposition de 1855, si curieuse et à la fois si intéressante !

Que conclure de cette histoire du chauffage ? Je n'ai pas donné tous les détails qui précèdent pour faire preuve de recherches plus ou moins longues; j'ai seulement voulu montrer de mon mieux que, depuis plus d'un siècle, et malgré des travaux continuels, entrepris par des hommes supérieurs, malgré des appareils bien entendus, exécutés par des constructeurs habiles, la question du chauffage a fait à peine quelques progrès insignifiants. Malgré les recherches de Lavoisier et de ses successeurs sur les combustibles, malgré des connaissances générales plus exactes sur la combustion et la ventilation, nous ne sommes guère plus avancés sous le rapport des appareils qu'après les découvertes de Keslar, de Gauger, de Franklin, du marquis de Montalembert. Les meilleures cheminées, actuellement connues, celles de M. Douglas-Galton, utilisent à peine 30 p. 100 de la chaleur développée par les combustibles; et cela tient surtout à ce que jamais nous n'avons voulu adopter les appareils allemands. Je n'entreprendrai point de réformer le goût public; je n'ai pas la prétention de faire ce que n'ont pu exécuter Montalembert, Guyton-Morveau et tant d'autres. Ces poêles ont du reste de graves défauts, non pas au point de vue de la ventilation, comme on l'a dit, elle est tout à fait indépendante ; mais au

(1) Exposition de 1867. Rapports du jury, t. III, p. 348, classe XXIV, section 2. Chauffage et ventilation, par M. Louis Ser.

point de vue de l'air échauffé, desséché, peut-être altéré dans sa nature, et qui certainement n'a plus la même influence sur l'économie animale.

Il ne faut donc pas songer à modifier nos appareils de chauffage, et c'est vers une tout autre direction que doivent se porter nos efforts. C'est, je crois, les combustibles plutôt que les appareils qui doivent être changés.

Le pétrole n'est pas encore employé depuis assez longtemps pour que l'on puisse être fixé sur sa valeur.

Le gaz de l'éclairage paraît plus convenable ; mais l'économie, si toutefois il y en a une, est trop peu considérable, vu le prix excessif auquel est maintenu ce combustible.

Aussi je crois que l'on devrait surtout reporter les regards vers le chauffage des anciens, et l'on pourrait peut-être, de l'étude sérieuse de leurs procédés, déduire de nouvelles manières d'utiliser la chaleur :

Il y aurait, je crois, grand intérêt à revenir aux *foculi* et aux combustibles préparés. Je prévois les exclamations que va provoquer une pareille proposition ; aussi quelques explications sont-elles nécessaires. La préparation ne consisterait plus à dessécher ou carboniser plus ou moins les combustibles ; il faudrait préparer de l'hydrogène qui serait ensuite brûlé dans des braseros, au milieu des appartements, sans aucun danger pour la santé. J'espère avoir démontré au chapitre des appareils que cette préparation au moyen de l'eau était possible au point de vue économique.

Nous avons déjà utilisé l'*hypocaustum,* qui ne diffère que très-peu de nos immenses calorifères à air.

Quant à l'*héliocaminus*, nous ignorons complétement ce que pouvait être cet appareil ; mais on doit espérer qu'un jour nous pourrons le retrouver. Ce sera, je n'en doute point, un premier pas vers l'utilisation de la chaleur solaire, une des questions aujourd'hui les plus intéressantes, et peut-être les plus fécondes à étudier.

CHAPITRE IV

Appareils de chauffage.

Les appareils de chauffage sont construits dans le but d'utiliser la chaleur produite par les combustibles. Le nombre en est très-considérable ; et on peut les diviser en quatre groupes principaux :

I. — *Appareils à foyer découvert,* sans conduit de dégagement pour les produits de la combustion. Braseros, etc.

II. — *Cheminées.* Appareils ouverts permettant la vue du feu et munis d'un tuyau de dégagement.

III. — *Poêles.* Appareils fermés ne permettant pas la vue du feu, aussi munis d'un tuyau de dégagement.

IV. — *Calorifères.* Appareils industriels construits sur une grande échelle et toujours établis en dehors de la pièce à chauffer.

Il faut distinguer en outre :

Les cheminées-poêles. Appareils mixtes dont le but est de réunir les avantages des poêles et des cheminées.

Les poêles-calorifères. Véritables calorifères de dimensions plus petites.

J'étudierai successivement chacune de ces classes d'appareils. Je ferai seulement remarquer que les vrais calorifères, étant surtout destinés aux grands établissements publics, m'occuperont très-peu.

DES CONDITIONS GÉNÉRALES QUE DOIT REMPLIR UN APPAREIL DE CHAUFFAGE.

Je n'ai trouvé sur ce sujet que des indications peu nombreuses et tout à fait spéciales. Voici en particulier ce que dit M. Gallard (1) :

« Les conditions essentielles à remplir pour tout bon système de chauffage sont d'élever la température d'un espace donné à un degré déterminé, et de l'y maintenir avec le moins de dépense possible et sans que l'air de la pièce échauffée subisse de modification quelconque, susceptible de le rendre insalubre. »

M. Tardieu (2) avait, quelques années avant, émis à peu près les mêmes idées. Selon lui, « les conditions que l'on doit exiger de tout système de chauffage sont :

« 1° Elévation suffisante de la température ;

« 2° Absence de l'altération de l'air, soit par sécheresse, soit par mélange de gaz délétères ou de fumée ;

« 3° Renouvellement de la masse d'air qui fournit à la combustion. »

Il reconnaît, en outre, qu'il faut utiliser la plus grande somme de chaleur possible.

Je n'ai rappelé les écrits de ces deux savants professeurs que pour montrer combien leurs conditions sont insuffisantes et me faire pardonner la liberté que je prends d'essayer de compléter leurs travaux.

Les conditions que doit remplir un bon appareil de chauffage sont de plusieurs ordres et peuvent, je crois, se diviser ainsi :

A. *Conditions inhérentes à l'appareil.*

J'en admettrai quatre : il faut que l'appareil en lui-même, par le fait de sa construction,

Ne soit pas dangereux. Les calorifères à vapeur, par exemple, sont loin de réaliser cette condition.

(1) GALLARD. Art. cité in Dictionn. de méd. et chirurg. pratiq., t. VI, p. 220.

(2) TARDIEU. Ouvr. cité, art. *Chauffage*, t. I, p. 382.

Qu'il soit agréable. C'est en cela que consiste le grand avantage des cheminées.

Simple. Beaucoup de modifications, très-bien comprises d'ailleurs, qui ont été à diverses époques proposées pour les cheminées, ont dû être abandonnées comme n'offrant pas une simplicité suffisante.

Économique. Il faut non-seulement que le prix d'achat ne soit pas considérable, mais encore que l'entretien de l'appareil n'occasionne pas des dépenses exagérées.

B. *Conditions dépendant de l'emploi du combustible.*

Les indications que j'ai données pour le choix d'un combustible ne permettent pas d'en employer un à l'exclusion de tous les autres. Par suite, les appareils devront pouvoir *brûler tout bon combustible.* Et si on ne peut espérer réaliser complétement cette condition, vu l'emploi des gaz et des liquides qui exigent des foyers spéciaux, au moins faut-il que l'on puisse employer tous les combustibles solides.

Il faut en outre tâcher de se rapprocher le plus possible des conditions de la *combustion complète.* C'est ce que l'on a tenté dans presque tous les appareils nouveaux, depuis 1855.

C. *Conditions dépendant de la ventilation.*

Nous avons montré la nécessité de se débarrasser des produits de la combustion à l'aide de la ventilation. Il faut donc pour tout système de chauffage *une ventilation suffisante*, et cependant non *exagérée*, pour ne pas perdre une trop grande quantité de chaleur.

D. *Condition d'utilisation.*

Il faut enfin *utiliser la plus grande somme possible de la chaleur produite.* Et si j'ai pu dire, dans un chapitre précédent, qu'en théorie il n'y avait pas de chaleur perdue, il n'en est plus malheureusement de même, dès que l'on considère la question au point de vue des appareils. Car on est loin d'utiliser, soit en ventilation, soit en chauffage effectif, toute la *chaleur* des combustibles.

Je résumerai en quelques lignes ces diverses conditions.

Tout appareil de chauffage doit :

1° *Être :* sûr, agréable, simple, économique ;

2° *Brûler* complétement tout bon combustible ;

3° *Produire* une ventilation suffisante mais non exagérée ;

4° *Utiliser* la plus grande somme possible de la chaleur produite.

APPAREILS A FOYER DÉCOUVERT.

Je n'ai rien à dire de la construction de ces appareils; ils se composent d'un vase quelconque dans lequel on met des charbons.

J'entrerai du reste dans quelques détails sur leurs diverses dispositions, à propos des accidents.

DES CHEMINÉES.

Les parties essentielles dont se compose une cheminée sont :

1° Le foyer ; — 2° le contre-cœur ; — 3° deux jambages ; — 4° le manteau ; — 6° le tuyau.

On trouve en outre le plus souvent :

7° Des chenets ou une grille ; — 8° un rideau ou tablier.

Le foyer est la partie où se place le combustible ; le contre-cœur est le plus souvent en fonte ou en fer, placé verticalement au fond de la cheminée; il est destiné à renvoyer une partie de la chaleur rayonnée.

Les jambages sont verticaux et de chaque côté perpendiculaires au contre-cœur. Ils servent à maintenir les cendres et à éviter qu'elles ne soient répandues dans l'appartement.

Le manteau est cette partie de la cheminée qui fait saillie dans la chambre au-dessus du foyer. Il a remplacé la hotte d'autrefois et a été surmonté du chambranle. Il sert à engager les produits de la combustion dans le tuyau qui se prolonge jusqu'au-dessus du toit et porte quelquefois le nom de cheminée.

Les chenets se placent des deux côtés de la cheminée et sont destinés à soulever le combustible pour faciliter l'accès de l'air au dessous. Quand on n'use pas de bois ils sont souvent remplacés par des grilles.

Le rideau est une invention presque moderne dont nous parlerons à propos des cheminées de Lhomond; il sert à allumer le feu en forçant l'air à traverser toute la masse du combustible.

J'ai déjà dit comment on dut être conduit à l'invention de la cheminée; comment les cheminées à hotte durent être les premières employées; comment aussi souvent, pour avoir voulu les modifier, on les a rendues incommodes. Il me reste à les décrire dans toute leur simplicité. Je passerai ensuite à l'étude des modifications successives.

De la cheminée à hotte et de ses premières modifications.

La cheminée à hotte était quelquefois de forme ronde et enchâssée dans l'épaisseur de la muraille ; mais, le plus souvent, elle se composait d'un immense foyer (voy. pl. I, fig. 2), limité par deux pieds droits qui avançaient de plus de 1 mètre dans l'intérieur de la chambre. Au-dessus, et à une hauteur de près de 2 mètres, était la hotte, véritable entonnoir de dimensions considérables, dans lequel s'engouffrait la fumée. Au moyen de paravents, on formait devant le feu et entre les pieds droits comme une petite chambre dans les immenses salles d'alors.

L'air nécessaire à la combustion se déversait en nappe dans le foyer par le dessus du paravent et à une hauteur considérable des personnes assises, qui étaient ainsi préservées des courants d'air et exposées à tout le rayonnement du foyer. De plus, dans l'intérieur même de la cheminée et contre chaque pied droit, on mettait un escabeau, qui toujours était réservé au plus ancien de la famille. En Gascogne, où de pareilles cheminées sont encore très-répandues, ces places sont désignées sous le nom de *cournès*.

Voici du reste les conseils que donnait Alberti pour la construction de ces cheminées :

« Les particularités en lui requises (il parle du foyer) pour nostre usage sont qu'il le faut aisé, bien ample, afin de chauffer plusieurs personnes à la fois, assez clair, non subject au vent, et que ce néantmoins la fumée puisse librement saillir par le tuyau... Suivant desquelles règles il ne le faut ordonner en un coing, ni le pratiquer trop avant dedans l'espaisseur d'une muraille, son manteau ne sorte guères dehors de la paroi, mais sa geule soit assez large montant en biseau tant à droite comme à gauche ; mais le dossier se fasse en ligne à plomb, et le goulot si hault qu'il surmonte tous autres combles... Le bout d'en hault de son goulet sera couvert de quelsques faistières pour défendre les pluies et autres orages d'entrer dedans, ou encore d'une conque de fer-blanc creuse comme un bassin assise sur une aiguille de fer, et soit cela si large qu'il couvre toute la bouche du goulot. »

J'ai montré comment la hotte ayant été supprimée et le manteau abaissé, les cheminées prirent la forme générale qu'elles ont encore de nos jours, et se composèrent de deux pieds droits surmontés par une tablette ou chambranle formant une cavité d'environ $1^{m},50$ à 2 mètres de long, 1 mètre à $1^{m},25$ de haut sur une profondeur de $0^{m},50$ à $0^{m},75$. Cette cavité, adossée à l'un des murs, se continue par un tuyau qui monte jusqu'au-dessus du toit et donne issue à la fumée.

C'est sur cette cheminée qu'ont porté toutes les modifications que j'ai successivement indiquées et que je vais maintenant décrire, non pas une à une; on conçoit combien un pareil travail serait long et ennuyeux. Je préfère ranger ces diverses inventions dans un tableau, ce qui me permettra d'établir de grandes divisions, dans lesquelles je ferai rentrer seulement les appareils les plus connus ou qui m'auront paru les plus remarquables.

Prenant ensuite l'une des cheminées de chacune des séries ainsi formées, je donnerai une idée de sa construction, renvoyant, pour plus de détails, aux ouvrages techniques, et surtout au Traité de la chaleur de Péclet, au Manuel de la collection Roret et aux bulletins de la Société d'encouragement.

Modifications apportées aux cheminées.

Les cinq classes que je vais établir sont les suivantes :

1° Cheminées dans lesquelles on a surtout cherché à tirer parti de la *chaleur rayonnée ;*

2° Cheminées dans lesquelles on a surtout cherché à tirer parti de la *chaleur transmise ;*

3° Cheminées dans lesquelles, pour éviter la fumée, on a cherché à activer la combustion (*ch. fumivores*) ;

4° Cheminées dans lesquelles on a cherché une meilleure utilisation du combustible (*ch. à combustion complète*) ;

5° Cheminées dans lesquelles on a surtout recherché les dispositions *les plus simples.*

Cette classification n'a rien d'absolu, aussi verrons-nous plusieurs fois le même appareil figurer dans deux groupes différents. Je voudrais donc que l'on se gardât bien d'y attacher la moindre importance; elle n'a été faite que pour simplifier la description.

Classe	Mode	Moyen	Détail	Exemples
I. Cheminées à chaleur rayonnée.	directe en avanç. le foyer d'une manière	permanente.		Ex. Rumford, Ch. du Louvre, etc.
		intermitt. par un mouvement	aut. d'un axe.	Chaussenot, Sorel.
			sur un plan horizontal.	Bronzac, Expos. 1835.
	réfléchie à l'aide de	appareils réflecteurs placés	par derrière.	Pouillet, Bruynes, M.-Darnet, App. à surf. ondulées.
			sur les côtés.	Lhomond, Millet, etc.
		disposition particulière du foyer	à pans coup.	Tredgold, Rumford.
			en grotte.	De la Chabaussière.
			parabolique.	Ganger, etc.
			elliptique.	Tricoche.
			à courbe calc.	Beaudon-Porchez.
II. Cheminées à chaleur transmise à l'aide de :	air......	pris à l'extérieur et circulant	derrière le foyer.	Gauger, Franklin, Laury, etc.
			sous le foyer.	Desarnod, Schmidt, etc.
			dessus le foy.	Ch. Joly.
			dans le contremur.	Fondet.
			dans la grille.	Llyod (ch. tub.), Schmidt.
			le long du tuyau.	Péclet.
			derr. le foyer et le long du tuy.	Douglas-Galton, ventilatrices.
		pris à l'intérieur..........		Ch. de Perrault. Genneté, Hébrard.
	eau....	....		Ch. Duvoir.
		grilles creuses...........		Ikin.
	urs..............................			Montalembert.
III. Cheminées fumivores à l'aide de :	un afflux d'air plus considérable.....			Ch. à ventouses. Soufflet de Gauger.
	un tirage plus énergique (mitres div.).			Piault, Millet, etc., etc.
IV. Cheminées à combustion complète.	Alimentation inf^{re} par	foyer tournant...		Frankl., Letestu, Bocquillon
		— soulevé....		J. Cutler, Dr Arnott.
		glissem. du comb.		Atkins and Mariott.
	Flamme renversée	complètement....		Dalesme, Thilorier.
		par une sorte d'autel.		Franklin, Le Prince Rupert Millet, Touel, Chamb., etc.
V. Cheminées simples.	Simplicité du tuyau (unitaire).......			Mousseron.
	— de l'appareil —			Chem. à gaz de la C^{e} paris. Rumford, Lhomond, Péclet, Doug las-Galton, etc.

Cheminées de Gauger (1713).

La figure 4, planche II, représente l'une de ces cheminées « faite et mise en place ; mais on a ôté le devant du fond depuis *h* jusqu'en h, le milieu de la traverse du chambranle et de la tablette, et le bas du devant du tuyau de la cheminée, pour laisser voir tout le fond de la cheminée ou le dedans de la caisse et le chemin de l'air.

« a h c *a h c* est l'âtre.

« z le soufflet avec son châssis.

« h z le canal qui conduit l'air.

« z *a h p* le canal pour conduire l'air jusque dans le tambour.

« c g *g*, *f* e *e*, h l, *h l* *x m n* les languettes attachées sur le fond de la caisse.

« La ligne c t *t c* marque l'élévation de la caisse au-dessus de l'âtre, et la ligne ponctuée, qui est au delà, marque l'espace qui doit être derrière la caisse, que fait mieux connaître la figure 5.

« *v*, *v*, *v* sont les ouvertures par où sort l'air et la chaleur qui passe derrière la caisse.

« La ligne qui va en serpentant montre le chemin que fait l'air quand il y a cinq cellules (1). »

d est la prise d'air, pouvant se continuer jusqu'au dehors, *r* la bouche de chaleur.

Il est en outre, représenté sur la figure un tambour muni d'une aiguille qui sert de régulateur.

La figure 5, planche II, est le profil de cette cheminée « coupée par un plan perpendiculaire à l'âtre et au contre-cœur.

« *z* est le soufflet, *x* son ouverture.

« *k* t le cendrier.

(1-2) GAUGER. La mécanique du feu, explication des figures, p. 258 et suivantes, figures 30 et 31.

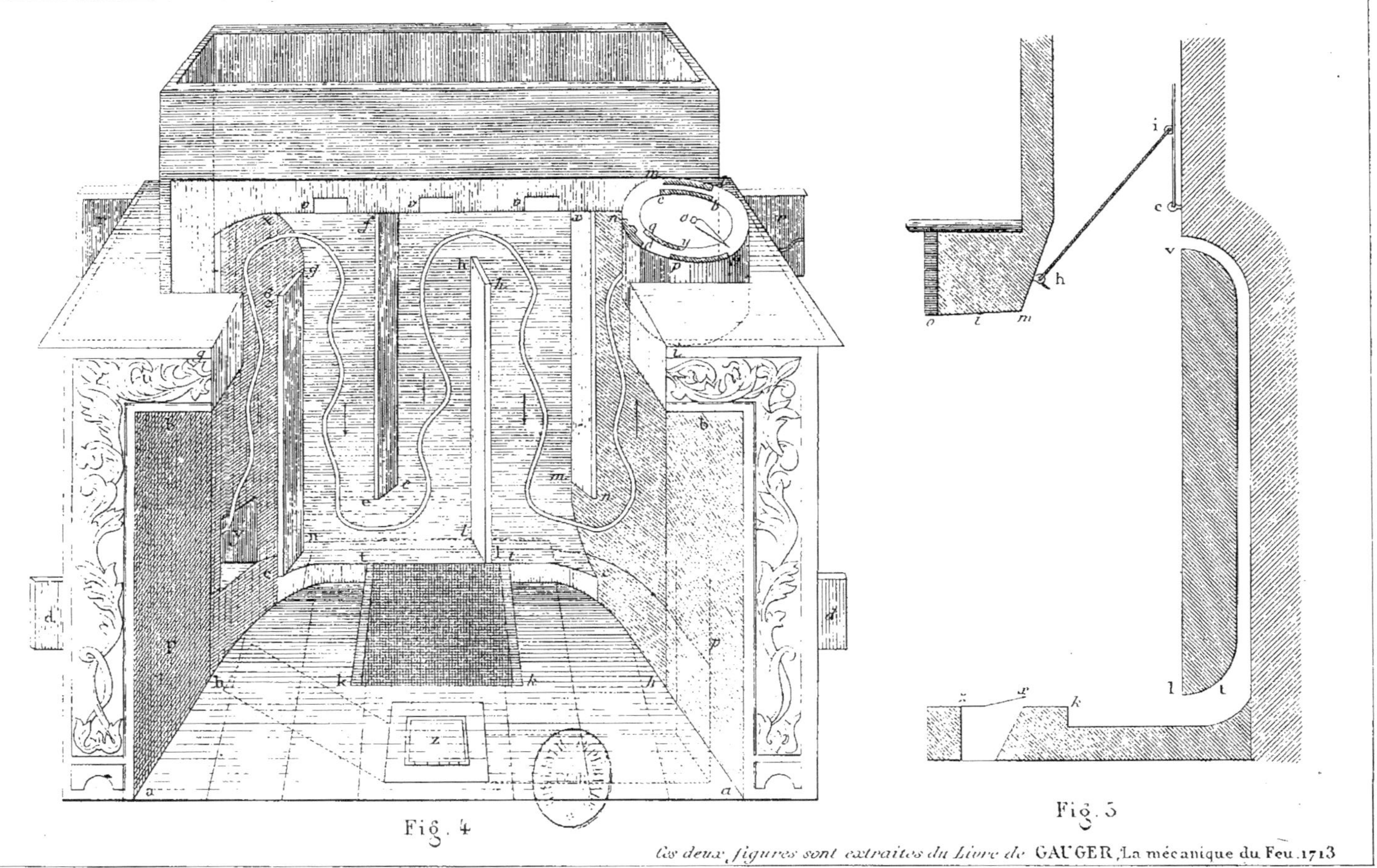

Fig. 4

Fig. 5

Ces deux figures sont extraites du Livre de GAUGER, La mécanique du Feu. 1713

Gravé Alex. Delamare

Imp. Janson _ Paris

que-là, il n'y a rien d'extraordinaire, si ce n'est que l'âtre doit caver un peu à l'endroit c. Tout le secret de cette cheminée dépend de deux espèces de caisses en tôle forte (2), » et qui, une fois placées dans la cheminée, forment une doublure carrée sur les côtes et en forme de voûte supérieurement.

Cette cheminée, une fois en place, a la forme représentée figure 8.

o est le cendrier.

n une trappe que l'on peut ouvrir et par où passe la fumée.

m une seconde trappe qui peut s'ouvrir et laisse voir une ouverture k, dans laquelle s'engage de l'air, lequel circule dans les caisses et vient sortir en i.

On voit combien cette modification est inférieure à celle de Gauger. En outre, il me paraît bien difficile que le sens du courant d'air se maintienne tel que l'a indiqué P. Hébrard ; l'air entrera le plus souvent par i pour sortir en k, et l'on aura une cheminée à ventouses.

Furnus acapnos de Dalesme. La figure 10 (pl. IV) représente la figure que Tomlinson a donnée de cet appareil. Elle diffère un peu de celles données par la caminologie et aussi par le Manuel Roret; mais le principe est le même, et la description que j'en ai donnée au chapitre III est très-suffisante. Cette figure représente encore, sauf quelques détails d'ornementation, le poêle de Thilorier.

Chauffoirs de Pensylvanie de Franklin. — Cet appareil figuré planche IV, fig. 11, se plaçait dans l'intérieur de cheminées ordinaires. Voici sa description d'après la brochure de Franklin que j'ai déjà citée.

« m est le manteau de la cheminée, c le tuyau, b le faux contre-cœur, e le vrai contre-cœur, t le dessus du chauffoir, f le devant, a le lieu ou le feu est allumé, d la caisse à air, k le trou

(1) *Caminologie*, p. 173.

Fig. 6

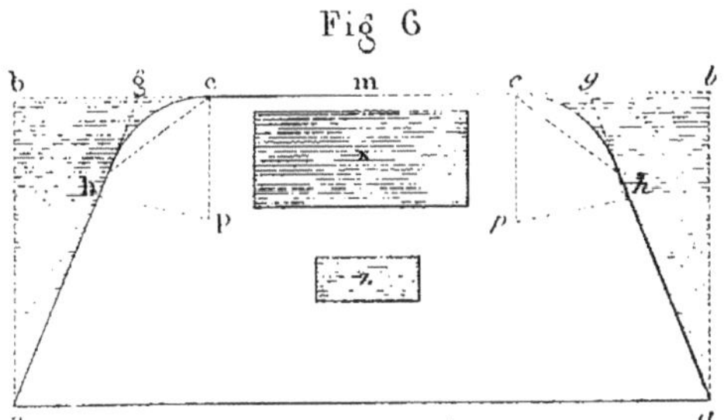

Fig. 7

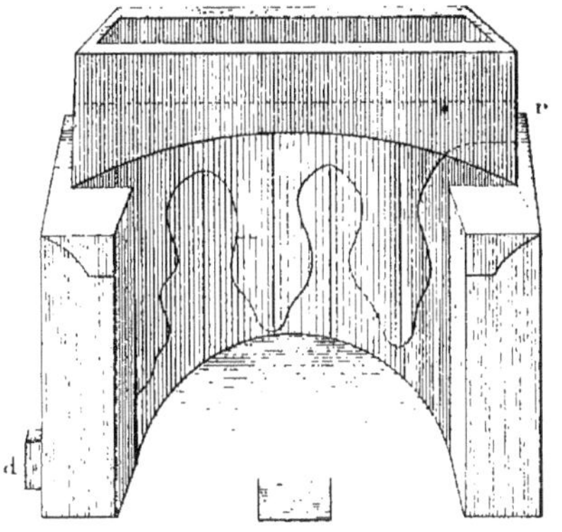

Fig. 8

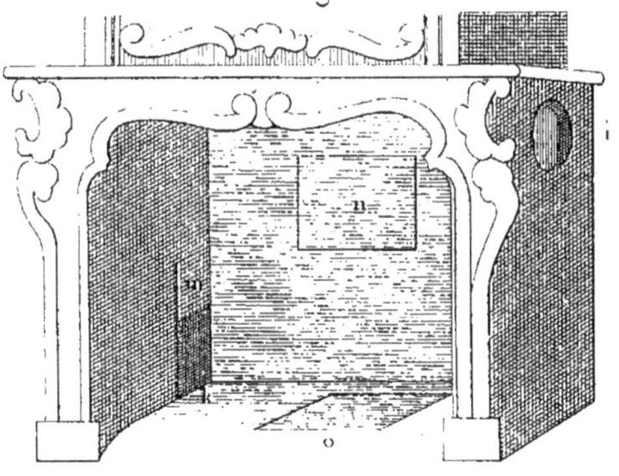

Fig. 9

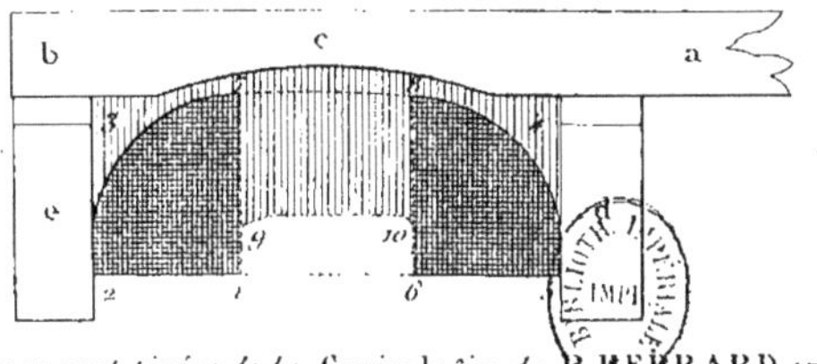

Toutes ces figures sont tirées de la Caminologie *de* P. HÉBRARD. 1756

Fig. 10

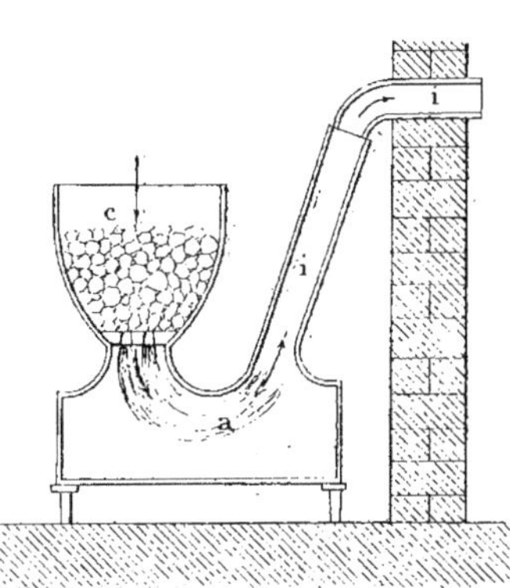

Fig. 11

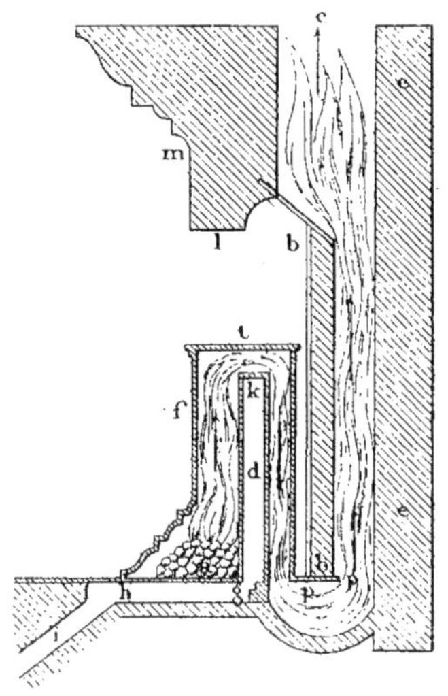

Fig. 12

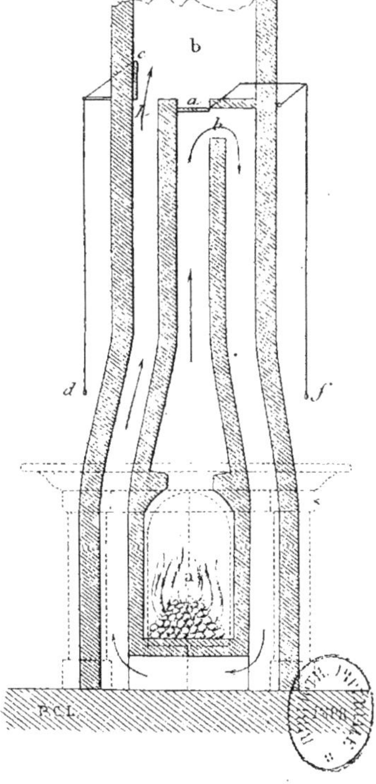

Fig. 13

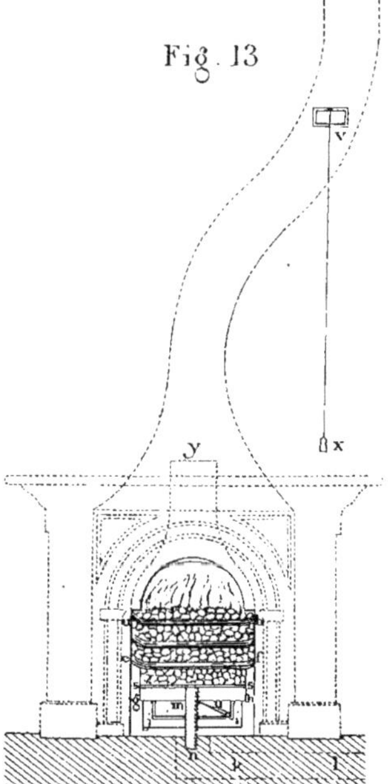

Les figures 10, 11 et 13 sont dessinées d'après l'ouvrage de THOMLINSON Warming and Ventilation

Gravé chez Delamare

Imp. Janson, Paris

de la plaque latérale par où l'air chaud est déversé de la boîte à air dans la chambre, h le vide rempli d'air frais venant du dehors par le conduit i; cet air se sépare en g en deux portions, l'une qui entretient la combustion, l'autre qui est simplement chauffée. » L'air qui a servi à la combustion suit le trajet des flèches et échauffe les diverses parties de l'appareil. Le reste s'échauffe dans la caisse à air et pénètre dans l'appartement par l'ouverture k.

En France, ces appareils ont été modifiés de manière à laisser voir le feu, et pour cela il a suffi d'enlever une partie de la plaque antérieure f.

Cheminée du marquis de Montalembert (pl. IV, fig. 12). — Dans l'ancienne cheminée on a construit comme une cheminée de dimensions plus petites, le combustible brûle en a et les produits de la combustion suivent le trajet indiqué par les flèches en abandonnant aux murs presque toute la chaleur communiquée, puis se rendent dans la partie supérieure du tuyau b. L'on peut, au moyen de deux cordons *d* et *f*, faire manœuvrer deux plaques *a* et *c*, et alors les produits de la combustion ne suivant plus que le canal intérieur, le tirage est très-augmenté. Il y aurait avantage à user de cette disposition au moment de l'allumage pour éviter la fumée.

Cheminées de Rumford (pl. V, fig. 15 et 16) (1796-1802). Voici en quoi consistent les modifications introduites par Rumford :

Par une maçonnerie établie dans l'intérieur même de la cheminée on avance le foyer en même temps que l'on rétrécit la gorge.

Aux jambages droits on substitue des jambages obliques et l'on diminue enfin la largeur du fond de la cheminée.

Les figures 15 et 16 font voir ces modifications.

Dans la fig. 15, a b représente le contre-cœur diminué ; c d l'ouverture de la cheminée. L'intervalle entre l'ancienne et la nouvelle cheminée est rempli de platras et de débris de construction qui sont de très-mauvais conducteurs de la chaleur.

La fig. 16 fait voir le rétrécissement de la gorge. Rumford recommande de faire la partie a b très-arrondie. Les briques supérieures doivent s'enlever facilement pour donner passage aux ramoneurs.

Cheminée Bronzac (pl. v, fig. 18). — Dans cette cheminée le foyer est mobile; pour cela il est porté sur un chariot à roulettes a b que l'on peut avancer dans la chambre une fois le combustible bien allumé.

Cheminée Lhomond (pl. v, fig. 17). — Le dessous du chambranle et les côtés intérieurs des pieds droits sont munis de plaques de faïence pour réfléchir la chaleur. De plus, l'appareil est muni d'un tablier formé de plaques de fer rentrant les unes derrière les autres et qu'il suffit d'abaisser pour faciliter l'allumage.

Cheminée du Louvre décrite par Savot (pl. v, fig. 14). La caisse a b c contenait de l'air qui s'échauffait et venait sortir en P. Cette caisse avait en outre l'avantage d'élever et d'avancer le foyer.

Cheminée à Ventouse. — La figure 19 représente un genre de cheminée à ventouse. Le dessous de la tablette est creux et l'air venant du dehors s'échappe par l'ouverture x, et en soufflant continuellement sur le feu.

Dans d'autres cas les ventouses sont latérales.

Cheminée Fondet (fig. 20, pl. IV.)

La partie essentielle de cette cheminée est le contre-cœur; il consiste en une série de tubes prismatiques disposés en quinconce, et reliés inférieurement et supérieurement par deux traverses également creuses dans lesquelles ils viennent s'ouvrir. La traverse inférieure communique avec une prise d'air extérieure; la traverse supérieure avec une bouche de chaleur P.

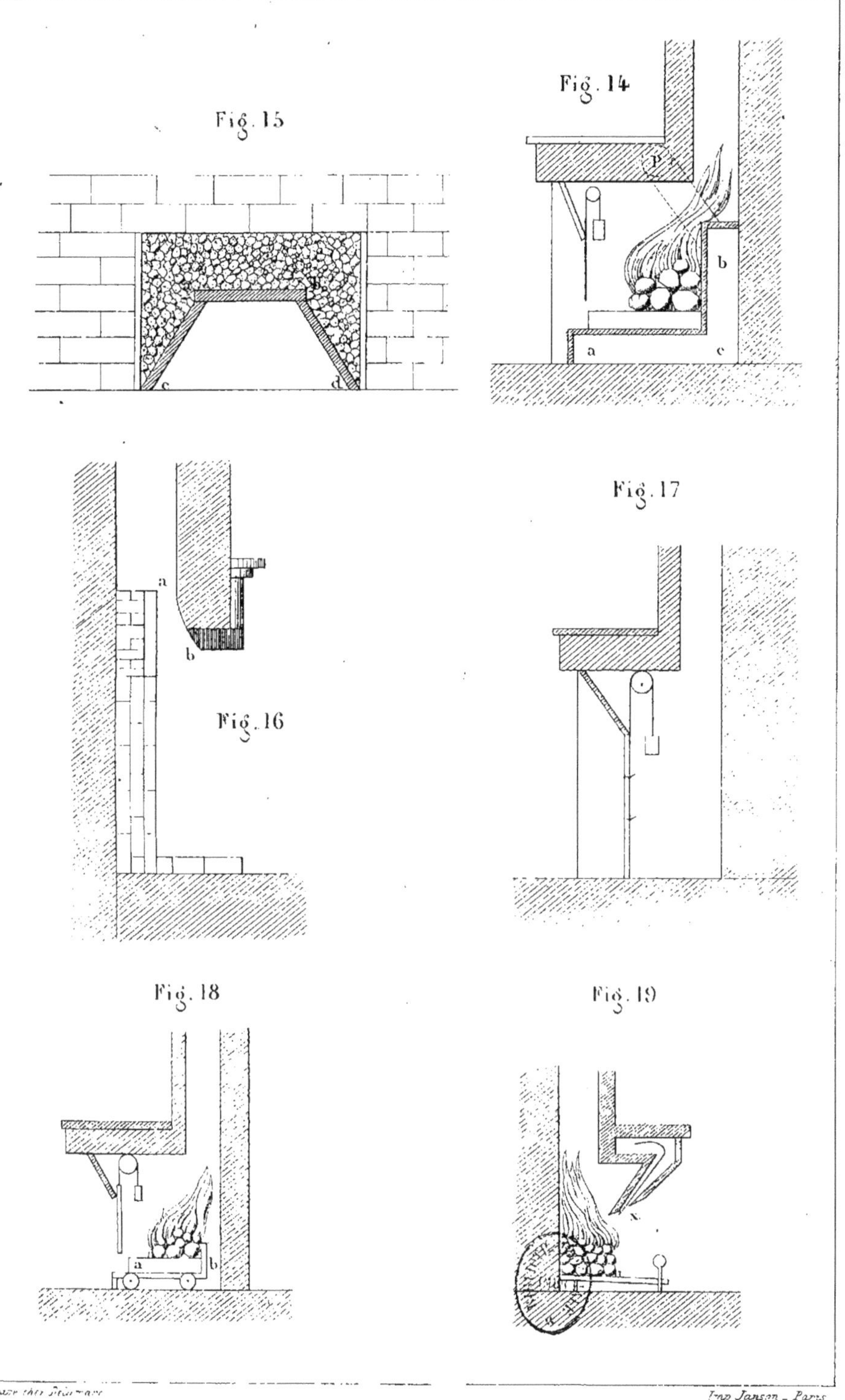

Imp Janson _ Paris

Ce système de tubes forme une sorte de contre-cœur que l'on incline en avant. Les produits de la combustion suivent la flèche d, et se rendent dans le tuyau de la cheminée, après avoir léché les tubes. Dans ceux-ci passe de l'air pris à l'extérieur dont le trajet est représenté les flèches a a, et qui, après s'être échauffé dans les tubes, vient sortir par la bouche de chaleur.

Foyer Bocquillon (fig. 21, pl. IV).

« Nous ne pouvons mieux le comparer qu'à une loge d'écureuil pouvant tourner sur deux tourillons horizontaux, et composée d'un certain nombre de grilles formant autant de portes, mobiles chacune sur deux tourillons. Les portes placées à la partie supérieure restent appliquées par leur propre poids sur les plaques extrêmes du cylindre ; mais celles qui occupent la partie inférieure sont retenues en place par deux arcs de cercle (1), » ou par toute autre disposition analogue.

Dans la figure que j'ai dessinée, j'ai supposé que l'on avait fait reposer cette espèce de cage par ses deux extrémités sur deux caisses creuses formant chenets et dans lesquelles pourrait s'échauffer de l'air pris à l'extérieur, qui se déverserait ensuite dans l'appartement par la bouche de chaleur P. L'espace du milieu resterait libre pour pouvoir laisser tomber les cendres. Je ne crois pas que cette disposition, qui m'a été suggérée par la description de la cheminée du Cabinet des Livres, ait été encore appliquée, à moins toutefois que les chenets chauffeurs, dont il est parlé dans le dernier volume des Bulletins de la Société d'encouragement, et dont je n'ai pu trouver la description, ne soient quelque chose d'analogue (2).

Il résulte de ces dispositions que l'appareil présente toujours à la partie supérieure une porte susceptible d'être ouverte. On

(1) SILBERMANN. Rapport sur le foyer de M. Bocquillon, in Bullet. Soc. encour., 2e série, t. II (1855), p. 404.

(2) « M. Frédéric PASSY présente des chenets chauffeurs d'un nouveau système, » in Bullet. Soc. encour., t. XIV (2e série), 1867, p. 62.

commence par charger les divers compartiments de houille, puis on allume le feu. Quand une portion du combustible a brûlé le reste se trouve transformé en coke ; on ajoute alors par le haut une nouvelle quantité de houille, puis on fait tourner l'appareil, de manière à ramener en bas le nouveau combustible. Alors, le coke en brûlant distille la houille de la nouvelle charge, et les gaz s'enflamment en traversant le coke en ignition. La houille est alors devenue du coke et l'on ajoute une nouvelle charge avec laquelle on recommence la même série d'opérations.

La figure représente l'appareil au moment où une nouvelle charge vient d'être ajoutée, et avant qu'il n'ait tourné ; la houille est d'une teinte plus foncée que le coke. Enfin une des portes peut toujours se renverser et servir à supporter un vase à chauffer.

Cheminées ventilatrices de M. le général Morin.

J'emprunte la description de ces cheminés, qui ne diffèrent de celles de M. Douglas-Galton, que par quelques détails de peu d'importance au dernier ouvrage de M. le général Morin.

« Les figures 23, 24, 25, pl. VI, montrent que ces cheminées se composent d'un foyer ordinaire chauffé au bois ou à la houille, complétement isolé du mur en arrière. Le tuyau de fumée, en fonte dans la hauteur de la pièce à chauffer, est isolé jusqu'au plafond, dans une gaîne où pénètre de l'air extérieur par dessous, latéralement ou par derrière, selon les conditions locales. Près du plafond, la gaîne, que l'air extérieur a parcourue, en s'échauffant, offre une ouverture garnie de directrices qui obligent cet air à se diriger vers le haut de la pièce. Cette ouverture doit être munie d'une trappe à ressort ou à coulisse facile à ouvrir et fermer, selon que le feu est entretenu ou éteint (1). »

(1) Général A. Morin Manuel pratique du chauffage et de la ventilation (1868), p. 9 et 10.

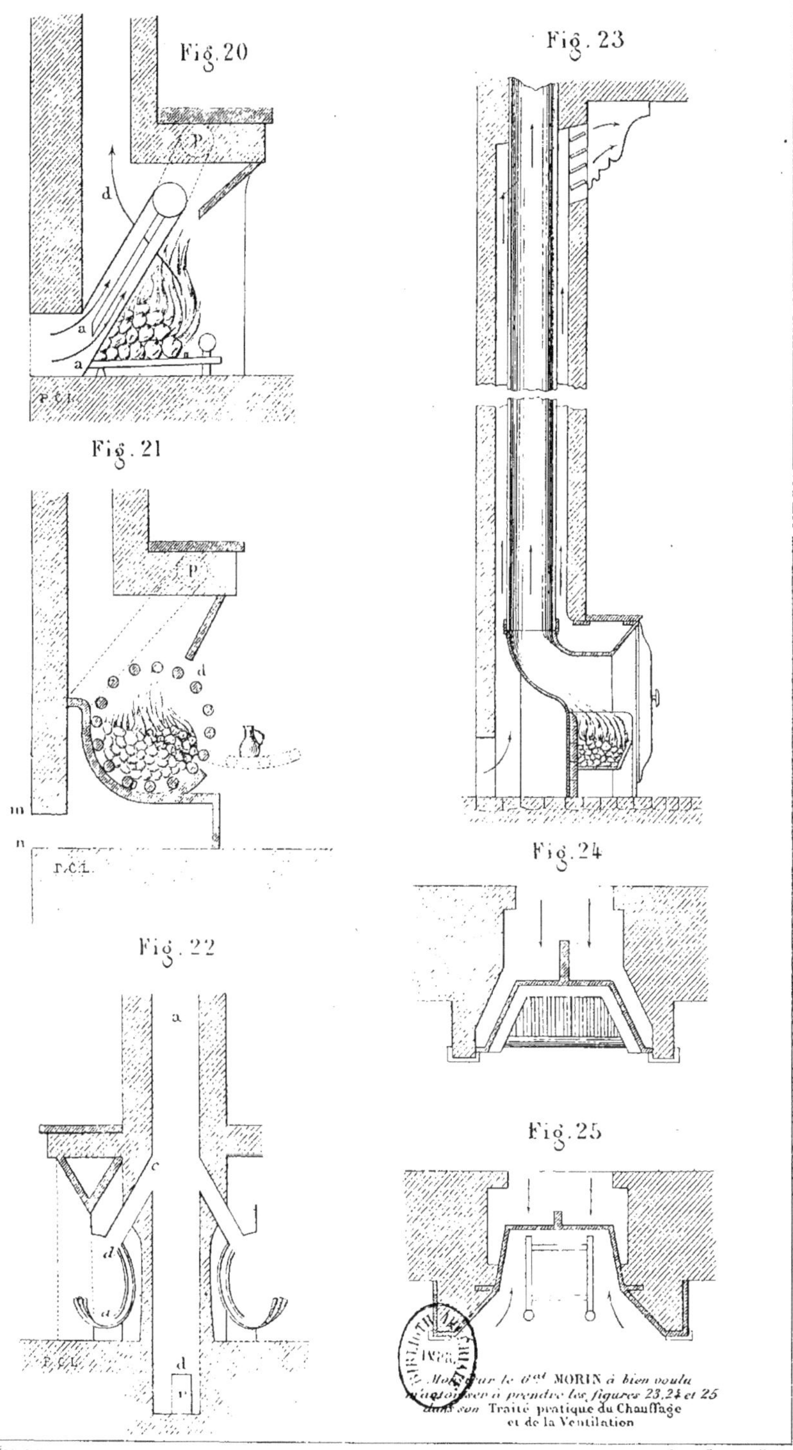

Grav. chez Delamare

Imp. Janson - Paris

On trouvera dans l'ouvrage de M. Morin les dimensions à donner aux tuyaux de fumée et aux gaînes pour le passage de l'air nouveau, calculées d'après la capacité des pièces à chauffer et le volume d'air à évacuer ou à introduire par heure.

Cheminée Mousseron.

La fig. 22, p. VI, représente deux cheminées de ce système venant s'ouvrir dans le tuyau unitaire ad ; r est une porte par laquelle on entre dans ce tuyau ; *ad* représente une disposition pour empêcher la fumée au moment de l'allumage, que l'on retrouve dans l'une des cheminées de Gauger (voir pl. II, fig. 5), mais qui ne fut pas employée dans ce but.

Cheminée du Dr Arnott.

Voy. fig. 13, pl. IV. La caisse à feu, efgh, contenant la charge de charbon pour la consommation de toute la journée, a un double fond morbile ss, comme un piston supporté par une tige à crémaillère mn, que l'on peut arrêter au moyen d'un taquet u, On soulève cette caisse à mesuse que brûle le combustible, de manière à toujours maintenir le niveau en ab.

Je ne dirai rien des mitres, faîtières et autres appareils inventés pour empêcher la fumée, et que l'on plaçait au-dessus du tuyau. Pourvu que le tuyau ait une hauteur suffisante, qu'il ne soit pas commandé, ces appareils sont le plus souvent inutiles. La fumée provient surtout des mauvaises dispositions du foyer et du défaut d'air nécessaire à la combustion.

POÊLES.

Les poêles sont les appareils fermés, qui se placent dans le milieu des pièces à chauffer. J'ai montré que cet appareil, très-probablement d'origine allemande, ne s'était jamais répandu chez nous d'une manière générale. On n'use guère en France que de poêles de métal, qui, vu leur simplicité et leur économie, sont communément employés par les classes pauvres et surtout dans les grands centres de population.

Un poêle se compose : 1° d'une caisse ou d'un cylindre séparé en deux portions par une grille horizontale, et sur laquelle se place le combustible ; 2° d'un tuyau qui conduit jusqu'au dehors les produits de la combustion ; 3° d'ouvertures dans la paroi du poêle par lesquelles sont enlevées les cendres et introduits le combustible et le corps comburant.

Je diviserai les poêles d'après la matière même qui a servi à leur construction en :

1° Poêles à parois métalliques et particulièrement poêles de fonte ;

2° Poêles à parois métalliques, enveloppés d'une garniture réfractaire ;

3° Poêles de poterie ou poêles allemands (*Kachelofen*) ;

4° Je dirai aussi quelques mots des poêles à alimentation continue.

Poêles de fonte. La fig. 28, pl. VIII, représente l'un de ces poêles les plus simples et aussi les plus communément employés. Le dessus peut s'enlever et être remplacé par une marmite et servir ainsi la préparation des aliments.

Le tuyau est muni d'une clef qui sert à régler la combustion, mais qu'il est toujours très-dangereux de fermer, surtout quand le feu n'est pas en pleine ignition.

Il faut, de plus, avoir soin de placer sur le poêle un vase rempli d'eau, pour ne pas trop dessécher l'air de la chambre.

Poêles à enveloppe réfractaire. Ce poêle ne diffère du précédent qu'en ce que les parois métalliques sont doublés d'une seconde paroi le plus souvent en faïence (Voy. pl. VIII, fig, 29). De l'air pénètre dans le poêle par les ouvertures inférieures losangiques, s'échauffe entre les deux parois, puis il est versé dans l'appartement par les ouvertures rondes. L'air nécessaire à la combustion entre par la porte.

Poêles allemands. — La figure 26, pl. VII, représente la plus ancienne disposition adoptée. Elle est la copie exacte de la

Fig. 26

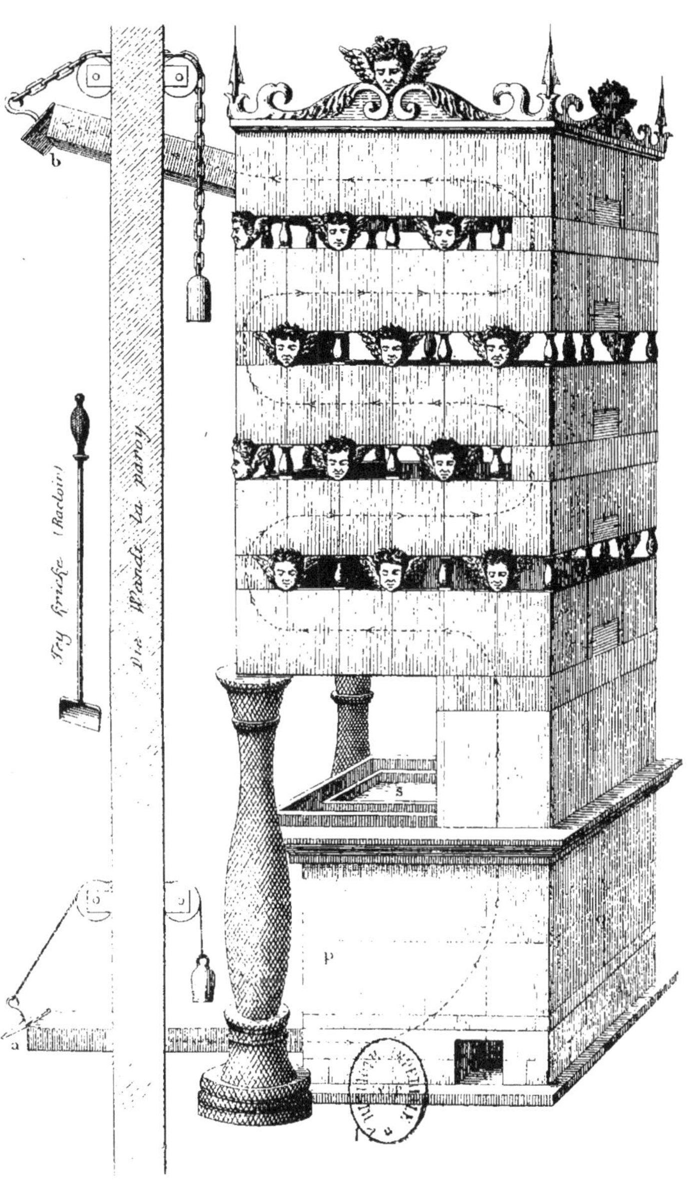

Cette planche est la copie exacte de la planche 12
du livre de F.KESLAR (Espargne bois 1619)

planche 12 du livre de Keslar, traduit en français en 1619. Le poêle est représenté au milieu de la pièce à chauffer et assez éloigné du mur, dont une coupe est figurée sur la gravure; a est la prise d'air extérieure; b est l'extrémité du tuyau qui sert au dégagement des produits de la combustion. Chacune de ces ouvertures est munie d'un opercule que l'on peut manœuvrer de l'intérieur. Tout l'appareil est en briques ou en poterie; c est le cendrier; p q la partie où s'opère la combustion; en s sont deux galeries destinées à recevoir les corps que l'on veut tenir chauds. Les produits de la combustion suivent le trajet indiqué par les flèches.

L'appareil peut se nettoyer à l'aide d'un râcloir que l'on fait entrer par les petites portes représentées sur la paroi latérale du poêle.

Poêles à alimentation continue. — L'usage de ces appareils tend à se répandre à Paris depuis quelques années; ce sont, en réalité, de vrais calorifères.

Celui dont j'ai donné le dessin, fig. 30, pl. VIII, a été représenté d'après une figure du cours de l'École centrale. « Il se compose de trois enveloppes concentriques : l'une, a, porte à sa base une grille; l'autre, b, est en forme de tronc de cône renversé; on la remplit le matin de combustible pour la journée; la troisième, c, plus ou moins décorée, entoure les deux premières.

« L'air froid arrive par un caniveau à registre, passe en partie sous la grille, où il détermine sa combustion, en partie enveloppe le cylindre a, s'échauffe et s'échappe dans l'appartement. Quant aux produits de la combustion, ils sont enlevés par le tuyau d (1). »

Poêles-cheminées (voy. pl. VIII, fig. 27). — On désigne ainsi, et aussi sous le nom de cheminées à la prussienne, des appa-

(1) Cours de physique industrielle professé à l'École centrale par M. Ser, et lithographié par les élèves de l'année 1865-66.

reils aujourd'hui à peu près complétement abandonnés et qui ne sont en réalité que de véritables poêles à parois métalliques et à ouverture un peu grande.

Au lieu de présenter à la fois les avantages des poêles et des cheminées, comme on l'avait d'abord espéré, les appareils offrent seulement les inconvénients de ces deux systèmes de chauffage.

Poêles-calorifères. — On nomme ainsi des poêles, souvent de dimensions considérables, mais toujours à circulation d'air. Ils servent de calorifères pour les appartements dans lesquels se rendent les bouches de chaleur dont ils sont munis, et de poêles pour la pièce dans laquelle ils sont établis.

Les appareils déjà décrits et représentés, pl. VIII, fig. 29 et 30, sont de véritables poêles-calorifères.

CALORIFÈRES.

On nomme ainsi les appareils employés pour le chauffage des grands établissements ; il en est de plusieurs sortes.

1° *Les calorifères à air*, qui ne sont, en réalité, que des poêles de dimensions excessives, et dont la surface de chauffe est augmentée dans des proportions considérables. Ces poêles, établis le plus souvent dans les caves ou dans les cages d'escaliers, échauffent de l'air qui se rend dans les appartements par les bouches de chaleur.

Le chauffage de l'air se fait par deux procédés : l'un, celui de M. Talabot, consiste à faire passer les produits de la combustion dans des tuyaux qui échauffent l'air environnant, comme dans les poêles allemands. L'autre, beaucoup plus général, présente une disposition inverse. Un foyer ordinaire chauffe une série de tubes dans lesquels circule de l'air qui se rend ensuite dans les pièces à chauffer. Au point de vue économique, il y a avantage à disposer ces tubes verticalement plutôt qu'horizontalement ; c'est ce qui a lieu dans la disposition de M. Chaussenot.

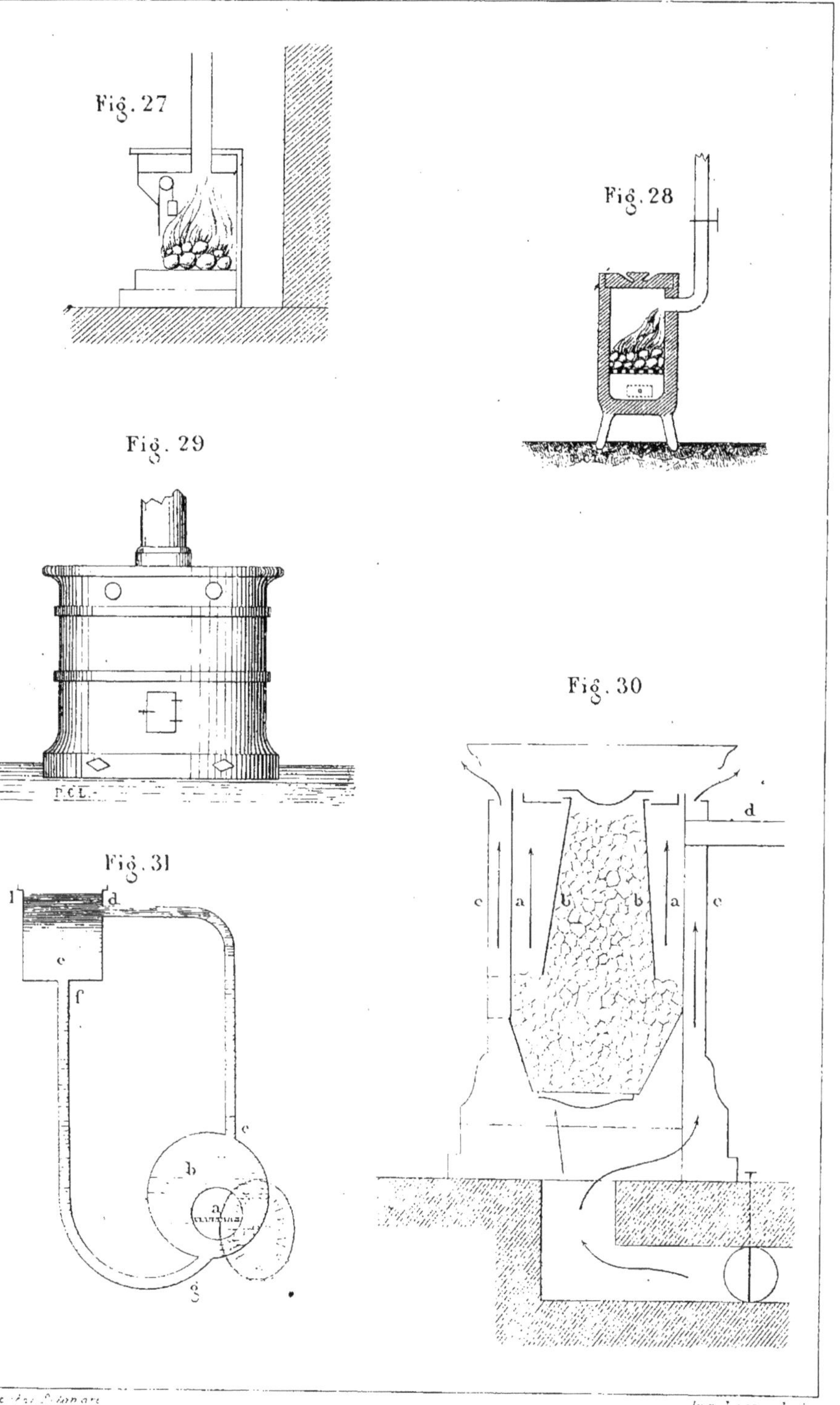

Imp. Janson. Paris

2° *Les calorifères à eau.* — Le principe de ces appareils a été représenté pl. VIII, fig. 21. Un foyer, est placé au centre d'une grande masse d'eau contenue dans un vase b fermé de toutes parts. De ce vase partent seulement deux tuyaux, l'un c de la partie supérieure, l'autre g de la partie inférieure. Ces deux tuyaux viennent déboucher dans un second vase largement ouvert et nommé chambre d'expansion : le premier en d à la partie supérieure, le second en f à la partie inférieure.

Si nous supposons l'appareil plein d'eau et le foyer allumé, l'eau du vase b s'échauffera et montera vers les parties supérieures de l'appareil, jusque dans la chambre d'expansion par le tube cd, tandis que de l'eau froide descendra dans la chaudière par le tube fg.

Si donc nous supposons sur le trajet ou tube cd ou dans la chambre d'expansion des prises d'eau se rendant dans les divers appartements pour ensuite revenir dans le tube fg ou dans la chaudière, nous aurons un calorifère à eau.

La chaudière s'installe dans les caves, la chambre d'expansion dans les combles, et dans chaque appartement se met un réservoir d'eau.

3° *Calorifères à vapeur.* — Il est deux espèces de calorifères à vapeur. Les uns dans lesquels la vapeur se rend dans les diverses pièces, s'y condense en abandonnant sa chaleur et retourne sous forme liquide à la chaudière. Les autres, dits calorifères mixtes, sont une combinaison très-avantageuse des calorifères à eau et des calorifères à vapeur. Ils ne diffèrent des calorifères à eau, tels que je les ai indiqués, qu'en ce que l'eau du vase b, au lieu d'être chauffée directement par un foyer, a, est chauffée par la condensation de la vapeur provenant d'un vase inférieur et qui circule dans un serpentin.

CHAPITRE V.

Du local à chauffer.

Les auteurs qui ont traité du chauffage se sont en général très-peu préoccupés de la disposition des lieux à chauffer. Le plus souvent ils se sont simplement contentés d'énumérer les divers appareils et de faire connaître leurs préférences pour l'un d'eux, sans chercher à indiquer les conditions qui dans un cas donné doivent faire choisir tel mode de chauffage préférablement à tout autre.

Rumford avait seulement à diverses reprises effleuré cette question. Dans son XIIe Essai concernant « la salubrité des chambres chaudes pendant les temps froids, » il avait comparé le mode de chauffage des Allemands, et en général des peuples du Nord, avec celui adopté en France et en Angleterre. Malheureusement, comme le fait remarquer si justement son traducteur, il s'est laissé entraîner par l'amour-propre national et de nombreuses erreurs se sont glissées dans son mémoire. Aussi, la lecture en est-elle fatigante; et, peut-être pour cette cause, n'a-t-on pas profité de plusieurs bonnes indications qui s'y trouvent perdues. C'est seulement M. Gallard qui a montré combien l'on devait tenir compte de la disposition des lieux à chauffer. Avant lui, tout ce qui concernait les habitations privées était résumé dans les quelques lignes suivantes, extraites du *Dictionnaire* de M. Tardieu.

« Dans les habitations particulières, il est facile d'utiliser de la manière la plus convenable chacun de ces modes de chauffage; c'est celle que l'usage a consacrée. Les poêles dans les antichambres où sera ainsi chauffé l'air qui doit être appelé par les cheminées des pièces plus éloignées avec des bouches de chaleur à section suffisamment large; les cheminées dans les chambres à coucher et les salons de réception avec une section des orifices supérieur et inférieur, proportionnée aux dimensions des pièces et au nombre des personnes qu'elles doivent contenir, et des voies suffisantes pour l'air appelé » (1).

Certainement ces recommandations sont excellentes; elles sont seulement trop générales, et je crois que M. Gallard est entré dans une voie nouvelle et parfaitement justifiée quand, dans l'article Chauffage du *Dictionnaire pratique*, il a traité dans un paragraphe spécial des locaux à chauffer. Depuis, dans un mémoire publié dans les *Annales d'hygiène*, il est revenu sur cette question. Malheureusement, et sans doute vu la longueur du sujet, il n'a pu considérer tous les cas qui se présentent dans la pratique.

Pour moi, qui n'ai à m'occuper que du chauffage des habitations privées (une seule des quatre divisions adoptées par M. Gallard), il me sera possible de traiter plus largement cette question, sans cependant, je l'espère, entrer dans de trop minutieux détails. Je considérerai donc successivement au point de vue du chauffage :

1° Les chambres de garçon.

2° Les logements d'ouvriers.

3° Les boutiques.

4° Les appartements.

5° Les hôtels (2).

On conçoit que cette division est tout à fait arbitraire, et que les termes que j'ai employés représentent non-seulement le local qu'ils servent à désigner, mais encore tous les lieux analogues.

I. — Chambres de garçon.

J'appellerai ainsi les logements habités généralement par des hommes, de profession du reste variable, et composés d'une ou

(1) A. Tardieu. Dictionn. d'hygiène publique et de salubrité, 2e édit., t. II, p. 390, art. *Chauffage*.

(2) Cette division offre une certaine analogie avec celle adoptée par le conseil municipal de Paris pour les impôts des loyers.

plusieurs chambres, le plus souvent sans cuisine. Dans ces conditions le chauffage de l'appartement doit être essentiellement intermittent; le locataire mène souvent une vie trop irrégulière pour demander du feu à des heures fixes; et c'est alors que le chauffage par les gaz est vraiment économique.

Outre que l'on n'a pas d'emplacement convenable pour mettre sa provision, ce qui oblige à faire monter presque tous les jours du combustible, il reste l'ennui d'avoir toujours au moment où l'on rentre, et où l'on désirerait trouver son feu tout prêt, à l'allumer, souvent même à le disposer. Combien ne serait-il pas plus agréable et même plus économique d'avoir simplement à tourner un robinet et à présenter une allumette devant le foyer. Au lieu de cela, après avoir perdu un temps plus ou moins long à allumer son feu, l'on commence à le voir flamber juste au moment où de nouvelles occupations vous appellent au dehors. L'on a de la sorte perdu son temps pour avoir du feu, et l'on perd ensuite son feu pour ne pas perdre son temps. C'est là un cercle vicieux dans lequel j'ai roulé pendant plusieurs années et si j'avais à recommencer ma vie d'étudiant mon premier soin serait de faire installer chez moi une prise de gaz qui me servirait à la fois pour le chauffage et l'éclairage.

Ce moment d'allumer le feu était devenu tellement ennuyeux pour moi que j'avais sérieusement songé à me fabriquer de l'hydrogène à domicile. J'avais pensé remplir d'eau et de rognures de zinc un vase de dimensions suffisantes et muni d'un ou plusieurs tubes à double courant d'air (comme dans nos lampes ordinaires). Il m'eût suffi, en rentrant, de verser quelques gouttes d'acide sulfurique par un tube de sûreté, pour dégager de l'hydrogène (1); et si je n'ai pas employé ce moyen, c'est qu'il me

(1) Telle fut la première idée de l'appareil qu'un moment je voulus employer. Depuis, la cheminée que j'ai vu exposée dans le magasin de la Compagnie Parisienne, et dont j'ai parlé chapitre III, m'a fait penser à deux modifications qu'il eut été convenable d'introduire : il aurait fallu remplacer par un bec recourbé et placé au centre d'un miroir le tube à double courant d'air.

fallait attendre trop longtemps avant que l'air ne fût entièrement expulsé de mon appareil, et que, d'un autre côté, je ne pouvais songer à installer un gazomètre chez moi. Je n'ai raconté ainsi tous mes ennuis que pour faire saisir combien doivent être plus considérables ceux du malheureux qui, après une journée de travail, rentre glacé, harassé de fatigue. Avant de partir, le matin, il n'a sans doute pas eu le temps de préparer son feu pour le soir ; il est peut-être sans bois ; il n'a plus alors que deux partis à prendre : ou bien se coucher, et il est encore trop tôt, ou bien aller rejoindre les camarades qui encore tout à l'heure voulaient le conduire au cabaret. Il peut bien résister aujourd'hui, mais il est facile de prévoir qu'avant longtemps il se laissera entraîner ; il économisera d'ailleurs le prix du combustible et sa dépense sera ainsi diminuée de moitié. Malheureusement l'on sait à quoi conduisent de pareils raisonnements qui ne tardent pas à être suivis de déplorables habitudes.

II. — Logements d'ouvriers.

Je désigne sous ce nom les demeures composées d'une ou plusieurs chambres dans lesquelles logent un ouvrier et sa famille. Une cuisine ou, pour le moins, une cheminée, serait alors indispensable pour cuire les aliments ; et cependant combien n'est-il pas de ces logements qui n'ont pour toute ouverture que la porte d'entrée ; car on ne peut guère donner le nom de fenêtres à ces misérables *tabatières* que l'on ne peut soulever qu'en montant sur une chaise. La cherté du combustible oblige le locataire à installer un poêle du genre de ceux dont j'ai donné le dessin (pl. VIII, fig. 28), et l'absence de tuyau fait que souvent les produits de la combustion ne sont point versés au dehors. Ce poêle qui pendant la journée sert à échauffer le logement, sert aussi, le soir venu, à préparer le repas de toute la famille. L'arrivée du père ne fait qu'introduire une personne de plus dans cette pièce déjà insuffisante, où il faudra encore peut-être coucher les enfants sans avoir renouvelé l'air.

Je veux bien admettre que ces conditions sont exceptionnelles, mais il est cependant un fait général dans ces sortes d'habitations : c'est le manque de cheminées et l'usage de poêles de fonte. Nous verrons tous les dangers que l'on a reprochés à ce dernier genre d'appareils, et quoique, jusqu'à ce jour, on n'ait pas acquis de résultats positifs, on ne peut se dissimuler qu'au point de vue de l'hygiène il y a tout intérêt à les remplacer par des cheminées ou au moins par des poêles de terre. La dépense excessive de combustible occasionnée par les cheminées est la seule cause de leur usage si peu répandu. Dans beaucoup de logements il n'en existe pas; et s'il s'en trouve une, elle ne sert souvent qu'à recevoir le tuyau du poêle qui brûle moins de combustible et donne plus de chaleur. Quel remède apporter à de pareils maux? C'est ici véritablement que je me trouve embarrassé et que le problème se présente avec toutes ses difficultés. Dans un appartement riche, l'on pourra toujours produire assez de ventilation pour n'avoir rien à redouter de l'encombrement, et assez de feu pour se chauffer malgré une ventilation excessive. Mais dans un ménage pauvre, où il ne faudrait pas perdre une calorie, où toute la chaleur produite devrait être utilisée soit en ventilattion, soit en chauffage, où enfin l'on manque d'une deuxième pièce pour se retirer pendant que l'on établirait un courant d'air dans la première, je crois qu'une ventilation continue est indispensable; et puisque, avec les cheminées dites *ventilatrices*, on est arrivé à utiliser jusqu'à 35 pour 100 de la chaleur produite, il y aurait peut-être moyen de les employer dans ces logements, sans trop grande augmentation de dépense. Elle sont d'abord peu coûteuses à établir, et je crois qu'à l'aide de quelques légères modifications on pourrait encore augmenter un peu le rendement de chaleur; il faudrait, par exemple, avancer le plus possible, le foyer, et en outre, vu le peu de hauteur des appartements, faire parcourir à la fumée un circuit analogue à ceux qu'avait imaginés le marquis de Montalembert. En d'autres termes, je voudrais que, dans le but d'augmenter un peu la chaleur aux dépens de la ventilation, on fît une combinaison des cheminées de Douglas Galton et de Montalembert, combinaison telle que, malgré le peu de hauteur des appartements, l'on pût profiter des avantages dus aux cheminées ventilatrices. Je suis loin de me dissimuler toutefois les inconvénients que présentent de pareilles modifications à faire, et je comprends qu'il soit impossible de les exiger. Mais il est une chose qui a été réclamée bien souvent et que je voudrais voir mise à exécution. C'est la présence d'une cheminée dans tout logement.

Déjà Mercier (1) déplorait en 1783 « qu'un grand nombre de citoyens fussent réduits à se loger dans des recoins obscurs où il n'y avait pas de cheminée,» et depuis, de pareilles plaintes ont été bien souvent formulées, surtout par le Conseil de salubrité.

Je ne voudrais donc pas qu'il existât une seule chambre, ou cabinet quelconque sans cheminée, ou pour le moins sans un tuyau entièrement isolé dans tout son trajet et venant s'ouvrir au-dessus du toit. Ce tuyau servirait au moins à faciliter la ventilation naturelle.

On devrait, de plus, engager les ouvriers :

1° A préférer le chauffage par les cheminées à tout autre mode de chauffage ; à ne pas user de fourneaux découverts et à se servir le moins possible de poêles.

2° A préférer, dans tous les cas, les poêles de terre ou de faïence aux poêles de métal et particulièrement aux poêles de fonte.

3° A avoir soin de ne jamais fermer la clef de ces poêles. Cette pratique, faite dans le but de conserver la chaleur, a bien souvent occasionné des dangers.

4° A ne point démonter le poêle pendant l'été, comme cela se fait quelquefois. Car alors le fourneau qui sert à faire cuire les aliments, est placé au milieu de la chambre, et les produits de la combustion ne peuvent se dégager au dehors.

(1) Mercier. Tableau de Paris. Amsterdam, 1783.

5° A éviter, autant que possible, l'emploi de la braise et du charbon.

6° A renouveler au moins deux fois par jour l'air des pièces qu'ils occupent, et cela en ouvrant largement les portes et les fenêtres. Les heures les plus convenables sont le matin après le lever et le soir avant le coucher.

De plus, dans les habitations rurales, et en particulier celles du midi de la France, où l'on retrouve souvent l'ancienne hotte avec les dimensions du tuyau conformes aux ordonnances de 1712 et de 1723, ce qui serait le plus convenable et tout à la fois très-économique, serait, je crois :

1° De conserver la hotte avec ses deux immenses pieds droits ;

2° De partager le tuyau de la cheminée en trois et de disposer dans son intérieur le mécanisme si simple inventé par le marquis de Montalembert (voy. pl. IV, fig. 12). Pendant l'hiver, alors qu'il y a intérêt à utiliser la chaleur, on ferait suivre aux produits de la combustion le trajet indiqué par les flèches. Pendant l'été, au contraire, où le foyer ne sert plus qu'à cuire les aliments, les trappes *c* et *a* seraient abaissées de telle sorte que la fumée se rendît directement en b.

III. — Boutiques.

J'ai cru devoir faire une classe spéciale de ces sortes de logements, occupant le plus souvent le rez-de-chaussée des maisons, et dans lesquels sont établis des magasins. Le commerçant habite alors, soit une arrière-boutique, soit un appartement situé à l'entre-sol. Le magasin doit être chauffé toute la journée, car c'est là que sont reçus les acheteurs. D'un autre côté, vu la cherté des loyers, il faut économiser le plus de place possible ; et c'est pour les cas de ce genre qu'ont été imaginées certaines cheminées, ou pour mieux dire certains poêles qui se placent au milieu de la pièce et qui sont dissimulés par le comptoir ou toute autre disposition, mais toujours de manière à utiliser le dessus et à cacher le tuyau, auquel on fait faire un détour plus ou moins considérable.

On voit, d'après cela, que si ces appareils on quelquefois le désagrément de fumer un peu au moment de l'allumage ; une fois le tirage bien établi, ils doivent donner une grande quantité de chaleur; mais ils présentent tous les inconvénients des poêles : la chaleur devient bientôt très-intense, et la ventilation se fait très-mal. Si l'on considère en outre que, le soir venu (et il arrive vite en hiver, surtout dans les boutiques), le marchand est obligé d'allumer du gaz, soit pour ses besoins intérieurs, soit pour faire valoir les objets placés dans la devanture, on comprend facilement comment il règne souvent dans les magasins une température telle, que l'on est presque suffoqué en y entrant. Il faudrait alors favoriser par tous les moyens possibles la ventilation. Il existe pour cela des appareils très-répandus en Angleterre, mais qui malheureusement sont encore trop peu usités à Paris. Je veux parler de ces ventilateurs, dits *insensibles*, que l'on place dans les croisées. Celui de Sherringham se compose d'une valve qui, verticale, ferme l'ouverture, et, inclinée à 45 degrés, laisse passer un volume d'air assez considérable. Celui de Muir se compose d'une espèce de jalousie en verre, que l'on manœuvre très-facilement de l'intérieur, et dont on peut incliner les lames de manière à offrir une ouverture plus ou moins grande. Ces ventilateurs sont construits dans le but de laisser écouler au dehors l'air chaud de l'appartement, qui sera remplacé par de l'air frais venant par les joints des portes et des fenêtres. Mais il arrive souvent que le sens de ce tirage est renversé, et ces appareils qui devraient alors, si leur principe était bien compris, se fermer immédiatement pour se rouvrir dès que le tirage aurait repris un sens convenable, ces appareils, dis-je, restant toujours ouverts, versent sur la tête des individus de véritables *cataractes* d'air froid, auquel on sera d'autant plus sensible, que l'on se trouve dans un appartement plus chaud.

C'est pour remédier à ces inconvénients que le Dr Arnott a conseillé la disposition suivante, qui me paraît aussi simple que commode : le ventilateur est recouvert d'un morceau de gaze, au-dessus de laquelle est étendu un drapeau d'étoffe légère, dit *valve-rideau* (curtain-valve). Quand le tirage se fait de dedans en dehors, le rideau se soulève et l'air chaud passe au travers de la gaze. Si, au contraire, le tirage se renverse, le rideau s'applique sur le ventilateur, et l'air froid de l'extérieur ne peut pénétrer dans l'appartement. Malheureusement, ce rideau doit rendre très-obscures les boutiques, où l'on n'a déjà pas trop de jour. De plus, malgré ces précautions, l'air est encore très-mal renouvelé, et seulement à la partie antérieure; il pénètre par les joints de la devanture, s'échauffe autour des becs de gaz et sort par les ventilateurs. On voit alors l'avantage qu'il y aurait à faire une prise d'air dans le fond, de manière à ce que l'air nouveau balayât tout le magasin.

Je terminerai ce qui a trait au chaffage des boutiques en rappelant la présentation faite en 1835 par M. Gille, à la Société d'encouragement, d'un appareil qu'il appelait *fumivore-calorifère*, et qui avait pour but d'utiliser pour le chauffage des appartements supérieurs la chaleur produite par les becs de gaz servant à l'éclairage des boutiques. Ce chauffage était effectué au moyen d'une circulation d'eau chaude. Je ne crois pas que depuis on ait fait de nouvelles tentatives, et cependant on conçoit qu'il serait avantageux d'utiliser pour le chauffage toute cette chaleur perdue provenant de l'éclairage.

IV. — Appartements.

Dans cette quatrième division, je considérerai ce que généralement on appelle un appartement, comprenant, d'après M. Gallard (1) : *a* des chambres à coucher et des cabinets de travail; *b* des couloirs, escaliers et antichambres; *c* des salles à manger et des salons de réception; *d* des cuisines; et occupant un étage ou portion d'étage dans une maison.

(1) Gallard. Sur les applications hygiéniques des différents procédés de chauffage in Annales d'hyg. et de méd. légale, 2e série, t. XXX, numéro de juillet 1868. Extr. in Union médicale, numéro du 25 juin 1868.

C'est pour les appartements, tels que je les considère ici, qu'ont été données les indications dont j'ai déjà parlé, et qui se résument en ces mots: 1° le chauffage général par un poêle ou un calorifère; 2° chauffage particulier par des cheminées.

Toutefois, avant d'aborder cette question, j'ai à indiquer certaines mesures peu usitées en France, mais qui en Allemagne et aussi dans les pays plus septentrionaux, la Russie et la Suède, par exemple, sont d'un grand intérêt. Chez ces peuples, le mode de chauffage est entièrement différent de ce qui se pratique chez nous. Les cheminées n'ont jamais été chez eux qu'un objet très-rare. Ils se servent à peu près uniquement de poêles de faïence ou de terre (*Kachelofen*), et depuis très-longtemps déjà ils connaissent la meilleure disposition à adopter. De l'air extérieur est introduit dans le foyer, il entretient la combustion, puis est rejeté au dehors. On a seulement eu le soin de lui faire parcourir une série de canaux d'une longueur considérable, afin qu'il pût abandonner sa chaleur aux parois du poêle et aussi à l'air de l'appartement.

L'on voit d'après cela que le chauffage est tout à fait indépendant de la ventilation. On peut donc utiliser à peu près toute la chaleur produite par les combustibles, et c'est en réalité ce qui existe. Tout au contraire, on a toujours cherché à diminuer de plus en plus la ventilation, et c'est pour cela qu'ont été imaginées les doubles portes et les doubles fenêtres, dont l'action a été pour la première fois bien comprise par Rumford.

L'air est un très-mauvais conducteur de la chaleur, surtout s'il est confiné en de petits espaces, car alors ne peuvent s'établir ces courants qui finissent par échauffer toute la masse. Si donc on emprisonne une couche d'air entre deux châssis, on forme une paroi qui se laisse traverser par la chaleur bien moins facilement que nos murs et surtout nos cloisons (1). C'est

(1) Ceci montre, en passant, l'un des avantages de ces briques de nouvelle invention, dites *briques creuses*.

en cela que consiste une double fenêtre. Pour les doubles portes, la disposition est à peu près la même, et pour qu'il ne pénètre pas d'air par les joints, on a encore imaginé de faire entre les deux portes une saillie de quelques centimètres, comme une marche régnant tout le tour de l'ouverture, et contre laquelle viennent s'appliquer les battants de chaque côté. C'est ainsi que l'on est à peu près parvenu à supprimer toute ventilation, et en somme sans grands inconvénients ; car le chauffage étant tout à fait extérieur, il n'y a d'insalubres dans l'appartement que les produits de la respiration et les miasmes dégagés. En compensation, la chaleur développée est souvent excessive, et les peuples chez lesquels sont adoptées ces dispositions passent ainsi leur hiver dans de vraies serres chaudes. Aussi, dès qu'ils viennent dans des pays plus tempérés, où le chauffage est moins énergique, se plaignent-ils de souffrir du froid.

En France et en Angleterre, où l'on n'a jamais voulu adopter d'une manière générale les poêles allemands, et où, par conséquent, l'air nécessaire à la combustion est pris dans l'appartement lui-même, on ne peut séparer le chauffage de la ventilation. Aussi faut-il se préoccuper bien moins de la jointure des portes et des fenêtres; il faut nécessairement que de l'air nouveau arrive constamment pour remplacer celui dont l'oxygène a été épuisé. C'est donc vers un autre but que doivent tendre nos efforts. Il faut, par un moyen économique, échauffer l'air que, par le tirage des cheminées, nous introduirons ensuite dans nos chambres ; et ainsi se trouve justifié le mode de chauffage généralement répandu à Paris, où sont adoptées les deux dispositions suivantes :

1° *La maison tout entière est chauffée* à l'aide d'un calorifère de grandes dimensions placé dans les caves, et dont les bouches s'ouvrent dans l'escalier et dans les antichambres. Des cheminées, que l'on allume alors dans les diverses pièces de l'appartement, sont entretenues à l'aide de cet air, déjà chaud, et servent à établir une ventilation très-suffisante. M. Gallard, dans son dernier mémoire, se montre très-partisan de cette méthode, qui, d'après lui, serait facile à établir dans toutes les maisons dont le chauffage général serait alors entretenu soit par le propriétaire, soit par les divers locataires, et à frais communs.

Je suis loin, pour mon compte, de partager cette opinion, et cela pour plusieurs raisons que je ne puis détailler ici et qu'il me suffira d'indiquer aussi brièvement que possible.

Les divers locataires seront ainsi à la merci les uns des autres, ou pour mieux dire du plus important d'entre eux; et s'ils ne veulent pas être chauffés, ils auront beau fermer leurs bouches de chaleur, l'air chaud de l'escalier pénétrera nécessairement chez eux. De plus, l'un quelconque d'entre eux pourra, soit par négligence, soit par méchanceté, augmenter indéfiniment les frais; il lui suffira de laisser une de ses fenêtres ouvertes pour absorber en ventilation, très-inutile d'ailleurs, toute la chaleur du calorifère. Il faudra donc alors réglementer le nombre d'heures pendant lesquelles on pourra ouvrir ses fenêtres. La chose est inadmissible. Je sais bien que ces inconvénients ne se présenteront pas aussi facilement avec des calorifères à eau ou à vapeur, mais il faudra alors un ouvrier spécial, presque un mécanicien chargé de l'entretien et de la conduite de l'appareil; on sera de plus constamment exposé à des explosions (voir accidents). Mais en outre, quelle utilité de chauffer ainsi un escalier dont les grandes dimensions et les grandes ouvertures nécessiteront une dépense de combustible considérable, et dont en réalité personne ne profitera. Et enfin comment répartir équitablement cette dépense entre les divers locataires. Je crois donc, pour ces raisons, que le chauffage général à frais communs et en particulier le chauffage des escaliers ne présente pas tous les avantages indiqués par M. Gallard. Je crois que l'on doit au contraire préférer de beaucoup une seconde méthode qu'il me reste à indiquer.

2° *Le chauffage de chaque appartement est tout à fait indépendant*, et pour cela, dans chaque antichambre est un poêle-calorifère dont les bouches de chaleur versent dans l'appartement de l'air chaud en quantité suffisante pour l'alimentation des cheminées. C'est le procédé indiqué par M. le professeur Tardieu. Mais cette disposition ne me paraît pas aussi avantageuse que la suivante.

Je voudrais que l'on établît, dans l'antichambre, un poêle, ou pour mieux dire un calorifère à air, de petites dimensions et à prise d'air intérieure, dont les bouches de chaleur se rendront seulement dans les pièces non munies de cheminées. Il faudra avoir soin, en outre, que l'air froid de l'extérieur et particulièrement de l'escalier ne puisse pénétrer dans l'appartement; et cela à l'aide des moyens employés par les peuples du Nord (doubles portes, doubles fenêtres, etc.).

Toutefois, pour entretenir la combustion du calorifère, une certaine quantité d'air sera nécessaire, et puisque nous supprimons le tirage par les portes et les fenêtres, par où pourrons-nous l'introduire?

Ce sera par les cheminées de M. Douglas-Galton, dont seront munis les chambres et les salons, et qui sont merveilleusement disposées pour les cas de ce genre.

Il faut considérer l'appartement tout entier comme une boîte fermée de toutes parts, subdivisée en plusieurs compartiments communiquant entre eux et présentant seulement deux sortes d'ouvertures: les unes destinées à donner de l'air sont les prises d'air des cheminées ventilatrices; les autres, destinées à laisser échapper au dehors les produits de la combustion, sont les divers tuyaux issus des foyers.

Si donc j'ai bien fait comprendre ma pensée, des cheminées ventilatrices verseront dans les pièces de l'appartement de l'air chaud, qui après s'être mélangé à l'air ancien et avoir servi aux besoins de la respiration s'écoulera par deux issues :

1° Par les cheminées dont il entretiendra la combustion en échauffant une nouvelle quantité d'air;

2° Par le calorifère dont le but sera de maintenir seulement l'antichambre et les autres pièces sans cheminée à une température suffisante pour ne pas trop refroidir les pièces habitées.

La différence essentielle du système déjà décrit d'avec celui que je propose consiste en ce que, dans ce dernier cas, l'air extérieur est chauffé par les cheminées ventilatrices et que le calorifère n'est, pour ainsi dire, qu'un appareil secondaire, alimenté par l'excès d'air introduit, tandis que dans le premier système le calorifère est essentiel, il introduit des masses énormes d'air chaud, à l'aide duquel sont ensuite alimentées les cheminées.

Il y aurait en cela plusieurs avantages :

1° L'air des pièces d'habitation maintenu à une température d'environ 18° n'aurait pas cette sécheresse excessive, cette odeur désagréable, cette modification particulière de ses propriétés, qu'il contracte toujours en circulant dans les tuyaux d'un calorifère.

2° Dans les pièces habitées, le tirage de l'air chaud se ferait de dedans en dehors, ce qui, au point de vue de la ventilation, me paraît préférable au tirage inverse.

3° Enfin, au point de vue économique, on conçoit qu'il y a tout avantage à chauffer d'abord les pièces habitées dont on envoie ensuite l'excès de chaleur dans une antichambre plutôt que de chauffer une antichambre à un point souvent excessif pour pouvoir fournir de l'air chaud aux diverses pièces de l'appartement.

Je dois cependant aller au-devant d'une objection qui pourrait m'être faite. Ne pourrait-il pas arriver que le tirage du calorifère fût trop fort et fît fumer les cheminées? Avec les cheminées ordinaires la chose serait très-certainement possible; mais il en est tout autrement avec celles de M. Douglas-Galton. L'air appelé de l'extérieur viendra bien plus facilement par le tuyau enveloppe où existe déjà un courant de même sens que par le tuyau à fumée dans lequel est établi un courant de sens contraire. Il ne pourrait dans ce cas se produire qu'une exagération d'appel d'air extérieur et par suite un refroidissement des chambres.

On voit d'après cela que je suis loin d'admettre, comme M. Gallard, les cheminées ventilatrices seulement pour les salles à manger et les salons de réception. Elles sont, ce me semble, au contraire, sous tous les rapports, bien préférables aux cheminées Fondet.

Dans tous les cas, quel que soit le système de chauffage que l'on adopte, il faudra, lors de l'établissement des bouches de chaleur, exiger : 1° qu'elles soient suffisamment grandes pour ne pas donner d'air à une température excessive.

2° Qu'elles s'ouvrent à une hauteur suffisante (à environ 2 m. du parquet) pour ne pas projeter l'air chaud sur la figure des personnes.

Ces considérations générales établies, il me reste peu de chose à dire sur le chauffage des appartements. Je ne crois pas avoir de distinction à faire, suivant que la pièce à chauffer est un salon ou une chambre à coucher. Je dirai seulement quelques mots au sujet des cuisines.

Dans ce cas ce qu'il faut surtout chercher c'est une ventilation énergique pour éviter une température excessive et la diffusion des produits de la combustion. Aussi les fourneaux doivent-ils être recouverts de hottes et les fenêtres doivent-elles pouvoir s'ouvrir très-largement. Il serait en outre facile d'utiliser la chaleur perdue pour le chauffage de l'appartement à l'aide de calorifères soit à air, soit à eau. Mais je ne puis entrer dans tous ces détails. Je n'ai pas la prétention d'inventer de nouveaux appareils. J'ai seulement voulu indiquer les vrais principes que l'on doit toujours avoir en vue pour le chauffage, et que je résumerai de la manière suivante :

1° Prendre de l'air pur à l'extérieur par des ouvertures spéciales;

2° L'échauffer à une température *moyenne* avant de l'introduire dans l'appartement;

3° User de cet air pour tous les besoins de la vie;

4° Le rejeter ensuite au dehors après qu'il aura perdu toute sa chaleur, et seulement une partie de son oxygène par d'autres ouvertures encore spéciales.

Il est, du reste, bien entendu que ce mode de chauffage et de ventilation ne dispense pas de la nécessité d'ouvir au moins une fois par jour aussi largement que possible les portes et les fenêtres afin d'aérer toutes les chambres d'une manière successive. On pourrait en outre dans le cas où de nombreuses personnes seraient, pendant l'été, réunies dans le même appartement, établir très-facilement une ventilation supplémentaire. Il suffirait de mettre dans la cheminée un bec de gaz ou une petite lampe, ce qui déterminerait une évacuation d'air considérable en doublant et même triplant la ventilation naturelle.

V. — Hôtels.

Je désigne ainsi les maisons en général très-luxueuses, habitées par une seule famille et dans des conditions de fortune exceptionnelles. Dans ces cas, il est une question qui ne doit préoccuper en rien, c'est l'économie; en outre, comme l'on se rapproche beaucoup des conditions des établissements publics, l'on pourra installer un calorifère chauffant tout l'hôtel et ses dépendances. Toute l'habitation pourra alors être assimilée à un seul appartement dont la cage de l'escalier serait l'une des pièces. C'est, selon moi, le seul cas où le chauffage de l'escalier soit véritablement convenable. Si d'ailleurs pour une cause quelconque on ne voulait chauffer qu'une partie de l'hôtel, rien ne serait plus facile que d'isoler un certain nombre de pièces, il suffirait pour cela de quelques doubles portes et l'on serait ramené au cas du chauffage des appartements.

Dans la plupart des maisons de province où il y a trop de place perdue ou inoccupée pour songer à les chauffer en entier, ce serait la meilleure disposition à adopter.

D'après les détails dans lesquels je viens d'entrer, on voit qu'il est impossible de répondre d'une manière générale à la question suivante : Quel appareil de chauffage doit être préféré?

D'abord, au point de vue de l'hygiène, nous verrons dans le chapitre suivant qu'il n'est point d'appareil à l'abri de tout accident; que même les cheminées, qui sont certainement les plus salubres de tous, peuvent devenir une source de dangers. Mais indépendamment de cette condition, il en est un grand nombre d'autres qui doivent être prises en sérieuse considération. Ainsi faudra-t-il tenir compte :

1° Du local à chauffer;

2° Du nombre de personnes qui l'habitent;

3° Du temps pendant lequel il doit être chauffé;

4° De la température à laquelle il doit être maintenu.

Il faudra en outre considérer si l'on doit préférer l'économie à l'agrément, s'informer du combustible le plus avantageux à employer.

Et ce n'est que lorsque toutes ces questions préliminaires auront été résolues que l'on pourra adopter un système de chauffage. Mais, comme souvent, au lieu de construire de nouvelles habitations, on n'aura qu'à modifier les anciennes de manière à les rendre plus salubres, plus agréables ou plus économiques, le problème est encore bien autrement compliqué; et il devient tout à fait impossible de donner une règle à suivre, et c'est seulement après s'être bien pénétré de tous les détails du chauffage et de la ventilation que l'on devrait aborder de pareilles entreprises. On éviterait ainsi beaucoup des accidents que je vais maintenant indiquer.

CHAPITRE VI.

Des accidents.

J'ai l'intention de m'occuper, dans ce chapitre, des divers accidents occasionnés par le chauffage. La question ainsi posée est très-générale, et je ne crois pas qu'elle ait été encore traitée. M. Chevallier a seulement réuni, dans un mémoire inséré en 1864, dans les *Annales d'hygiène et de médecine légale*, les accidents déterminés par les gaz résultant de la combustion du bois ou du charbon. Mais je n'ai trouvé aucun autre écrit dans lequel fussent analysés les nombreux dangers qui peuvent résulter de l'emploi des combustibles. J'ai donc essayé de combler cette lacune, et si malgré mes efforts, mon travail est encore incomplet ou mal ordonné, j'espère qu'il me sera tenu compte de la difficulté que j'ai eue de traiter cette question sans aucun ouvrage antérieur pour me guider dans la route à suivre.

J'ai recueilli avec soin les relations de tous les accidents que j'ai trouvées éparses dans les divers volumes que j'ai consultés pour cette thèse; je les ai classées de la manière qui ma paru la plus convenable, et j'espère que, de cet ensemble, résulteront quelques conséquences faciles à déduire et qui montreront ce qui est à craindre. On pourra ainsi, par l'étude des faits passés, non-seulement éviter à l'avenir les mêmes dangers, mais en prévoir en outre de nouveaux auxquels on n'aurait peut-être pas songé, et contre lesquels on devra se prémunir. Chacun aura, de la sorte, à faire application de ce qu'il aura pu voir ou apprendre, et à suppléer par lui-même à toutes les précautions qu'il est impossible d'indiquer à l'avance.

Je conserverai, dans cette étude, la division que j'ai déjà établie quand j'ai recherché les conditions que doit remplir tout bon appareil de chauffage, et j'étudierai successivement les accidents que peuvent occasionner :

1° L'appareil,

2° La combustion,

3° La ventilation.

Quant à la condition d'utilisation, elle ne peut donner lieu qu'à une dépense exagérée, mais nullement à des dangers.

Après avoir ainsi examiné d'une manière générale les accidents dus au chauffage, reprenant ce sujet à un point de vue plus pratique, j'étudierai ceux qui accompagnent le plus souvent l'usage de chaque appareil en particulier.

I. — Accidents provenant de l'appareil.

Par le seul fait de sa construction l'appareil de chauffage est quelquefois une cause de dangers.

Parmi les *calorifères*, par exemple, il faut soigneusement distinguer ceux qui utilisent la vapeur d'eau. Ils doivent, dans ce cas, être nécessairement fermés de toutes parts, et supporter une pression supérieure à celle de l'atmosphère. Ils sont donc tout à fait assimilables aux machines à vapeur; ils en offrent tous les dangers; et si, pour une raison quelconque, la pression intérieure est trop fortement augmentée, on peut avoir à redouter de formidables explosions.

Les calorifères à eau sont un peu moins dangereux, si l'on a soin qu'ils soient munis d'une chambre d'expansion ouverte à l'air libre. Il n'y a, dans ce cas, à craindre que des fuites. Quant aux explosions, elles ne peuvent arriver que par le fait d'une négligence impardonnable. C'est ce qui cependant a eu lieu à l'hospice des aliénés de Blois en 1850. Un petite chaudière, de 81 litres de capacité, servait à échauffer, au moyen de deux tuyaux, l'eau contenue dans un réservoir placé à l'étage supérieur. Il arriva que, par un temps froid, l'eau fut congelée dans les conduits. Dès lors, l'appareil ne fut plus en communication avec l'air libre, et la vapeur surchauffée détermina une explosion qui démolit le fourneau, renversa la cheminée, et causa la mort de deux personnes.

Un fait à peu près analogue eut lieu le 8 janvier 1858 à Saint-Sulpice. Un appareil à eau chaude avait été établi dans de mauvaises conditions, il fit explosion et l'on eut à déplorer la mort de cinq personnes sans compter un grand nombre de blessures.

On pourrait encore signaler un petit accident sans suites funestes arrivé à peu près à la même époque, à l'hôpital Lariboisière, et celui plus récent de l'hôpital de Munich, cité par M. Gallard.

On voit, d'après ces exemples, les dangers des appareils à vapeur, et de ceux à eau, quand la communication avec l'extérieur vient à être interrompue; et cependant ces divers accidents ont eu lieu dans des édifices publics, alors qu'un individu est spécialement chargé de l'entretien et de la conduite de ces appareils. Combien ne seraient-ils pas plus fréquents dans nos habitations privées, où le premier domestique venu, n'ayant aucune notion sur les appareils à vapeur, se trouverait ainsi transformé en mécanicien du jour au lendemain! Aussi, pour cette raison, je crois que les calorifères à vapeur doivent être entièrement proscrits de nos habitations privées.

J'étendrai même volontiers la même interdiction aux appareils à eau, qui je dois cependant le reconnaître, sont loin de présenter les mêmes dangers; mais on voit avec quelle facilité, pour peu que la surveillance ne soit pas très-attentive, ils peuvent se transformer en véritables chaudières à vapeur. Aussi serait-il à désirer, si l'on était assez imprudent pour introduire chez soi cette nouvelle source de dangers, que les tuyaux de communication fussent assez larges et assez enveloppés pour que dans aucun cas on n'eût à craindre d'obstruction soit par des saletés, soit par la glace; le vase d'expansion devrait être largement ouvert à sa partie supérieure, sans couvercle, seulement grillé et placé dans un endroit assez retiré pour que l'on ne pût être exposé à le couvrir. Enfin, la chaudière devrait être munie d'une plaque de sûreté assez fusible pour ne pouvoir pas supporter la plus légère augmentation de pression au delà du point calculé et reconnu nécessaire. Et, malgré tout, on ne sera pas encore à l'abri des fuites, d'autant plus à redouter que l'eau est projetée avec violence et à une haute température.

Les calorifères à air sont loin de présenter les mêmes inconvénients, et pourvu que l'on ait soin de faire les bouches de chaleur suffisamment larges; de les placer convenablement; que de plus, et surtout, il n'y ait pas de communication entre les tuyaux à air et ceux à fumée; ces appareils seront très-commodes pour le chauffage général de l'habitation, mais ils ne peuvent dispenser de l'emploi d'appareils spéciaux pour les divers appartements.

Les *poêles* peuvent être dangereux par le seul fait de leur construction. Il y a très-longtemps que l'on a reconnu que ces appareils dessèchent à un point excessif l'air des appartements; c'est pour cela que l'on a l'habitude de les couvrir d'un vase plein d'eau (1).

De plus, avec les poêles à parois métalliques, la température est souvent assez élevée pour qu'ils deviennent rouges, et qu'à leur contact les poussières organiques de l'atmosphère soient grillées. Elles répandent alors cette odeur désagréable de brûlé que l'on observe si souvent. Peut-être même l'ozone est-il modifié, et faut-il tenir compte de cette modification pour l'influence nuisible exercée par les poêles.

Mais il est un inconvénient tout à fait spécial aux *poêles de fonte* et dont il a été grandement question dans ces dernières années. Voici ce que disait à ce sujet M. Maximin Legrand, dans l'*Union médicale* du 25 janvier 1868 : « Dans le courant des années 1865 et 1866, M. le Dr Carret (de Chambéry) fit présenter à l'Académie des sciences, par les soins de M. Velpeau, plusieurs mémoires sur les inconvéniens des poêles de fonte. Le premier

(1) On met aussi très-souvent au-dessus des poêles une sorte de caisse ouverte remplie de sable. Ce perfectionnement, dû à Bouriat (v. Bulletin Soc. encour., 13e année, 1814, p. 1864) est destiné à s'opposer au refroidissement trop rapide de ces appareils et aussi à former une espèce de bain pour faire chauffer divers objets.

de ces mémoires appelait l'attention des médecins et du monde savant sur une nouvelle épidémie observée en Savoie, épidémie dont la note, d'ailleurs très-courte, insérée aux comptes rendus, n'énumère pas les caractères, et, si j'ai bonne mémoire, le présentateur ne les avait pas fait connaître non plus. L'auteur signalait seulement ce fait singulier, à savoir que les malades se servaient tous de poêles de fonte récemment importés en Savoie, et que les habitations chauffées par d'autres moyens avaient été indemnes. Les mémoires suivants, au nombre de deux, attribuaient aux poêles incriminés le développement d'une fièvre typhoïde qui sévissait sur les jeunes élèves du lycée de Chambéry. Toutes les communications de M. le Dr Carret furent renvoyées à la commission des arts insalubres. » C'est seulement en 1860 que M. le général Morin prit à cœur ces études, auxquelles les expériences récentes de MM. Deville et Troost sur la perméabilité de la fonte chauffée donnaient un intérêt tout nouveau. Il se fit autour de cette question une grande *agitation*; une commission fut nommée, et des expériences instituées au Conservatoire des arts et métiers. En outre, de nombreuses communications ont été adressées à l'Académie des sciences. Le fait d'épidémie attribué par M. Carret aux poêles de fonte a été nié par M. le Dr Michaud, parlant au nom de l'association des médecins de la Haute-Savoie, qui, en assemblée générale, ont émis les conclusions suivantes :

1° Que les épidémies dont il a été parlé au conseil d'hygiène de Chambéry, à l'Institut, à l'Académie de médecine et ailleurs, sont dues à toute autre cause qu'à l'usage des poêles de fonte ;

2° Que l'épidémie de Jarsy et l'épidémie du lycée de Chambéry n'étaient autre chose que la fièvre typhoïde ;

3° Que les trois cents faits énoncés par l'auteur du mémoire sur les épidémies d'hiver se rattachaient à des maladies connues, et qu'ils ne peuvent servir de base à la découverte d'une nouvelle entité morbide.

Je dois cependant mentionner encore une lettre de M. Carret, qui trouve dans le chauffage des magnaneries par ces mêmes poêles la raison de la maladie des vers à soie, et par conséquent une nouvelle preuve des faits avancés par lui.

Quoi qu'il en soit, si la question d'épidémie due à l'usage des poêles de fonte est écartée, il n'en reste pas moins un fait certain, c'est l'influence nuisible de ces appareils. En attendant que la commission qui poursuit ses expériences dans les bâtiments des rez-de-chaussée du Conservatoire des arts et métiers ait communiqué le résultat de ses recherches, j'indiquerai les diverses opinions qui se trouvent actuellement en présence sur le mode d'action de la fonte.

1° D'après les travaux de MM. H. Sainte-Claire Deville et Troost, qui ont fixé l'attention de M. le général Morin, la fonte à une haute température serait perméable aux gaz et laisserait passer l'oxyde de carbone dû à la combustion intérieure. Il faudrait en outre tenir compte de la composition de la fonte, qui contenant du carbone, peut, au contact de l'air de l'appartement, vu la haute température, donner de l'oxyde de carbone.

2° M. Boissière a fait observer que la fonte, fût-elle perméable aux gaz, le tirage déterminé par la combustion est assez énergique pour entraîner ces gaz à travers les parois du poêle, et pour les empêcher, par conséquent, de se mêler à l'atmosphère de l'habitation, et, ajoute M. Legrand, « la remarque semble de toute justesse et m'avait été faite déjà par un savant artiste qui, pour ses modèles posant nus, chauffe son atelier au moyen d'un énorme poêle de fonte, maintenu rouge quatre ou cinq heures par jour. — Mon poêle couche une bougie à la distance de 1 mètre, me disait-il; comment voulez-vous que les gaz sortent malgré ce formidable tirage? » (1)

3° Suivant M. Lontin, les funestes effets des poêles de fonte seraient dus à la production d'hydrogène protocarboné par les matières organiques portées à une haute température. Les fièvres qui ont été signalées comme résultant de l'usage de ces

(1) *Union médicale*, numéro du 29 fév. 1868, in Bullet. de l'Académie des sciences.

appareils offriraient une certaine analogie avec les maladies produites par le gaz des marais, sauf les différences dues aux autres gaz qui se dégagent dans ces circonstances spéciales.

Pour ma part, je serais assez tenté de rapporter à la composition de la fonte les dangers de ces poêles. Elle contient toujours un excès de carbone qui, pendant les premiers temps de son emploi, et alors que les parois sont portées au rouge, peut se combiner avec l'oxygène de l'appartement et donner de l'oxyde de carbone, de telle sorte que le danger deviendrait ainsi de moins en moins sérieux à mesure que l'on se servirait davantage de ces appareils et que l'excès de carbone diminuerait. Je crois même qu'au bout de peu de temps (et j'entends par là au plus l'espace d'un hiver), les dangers spéciaux à la fonte doivent avoir disparu, et il ne faut pas considérer alors les poêles de fonte comme plus dangereux que les poêles de tout autre métal, de fer par exemple, dont les seuls inconvénients sont la dessiccation trop grande de l'atmosphère, et surtout le grillage des poussières organiques. Je dois ajouter que cette dernière opinion m'a paru être celle de M. le général Morin, qui a bien voulu me laisser entrevoir la manière dont il envisageait cette question.

Au moment de livrer ma thèse à l'impression, l'innocuité des poêles de fonte vient d'être définitivement jugée devant l'Académie de médecine.

« Dans la séance du 12 janvier 1869 et à propos des expériences de M. Coulier, a été fait par M. Vernois un rapport si complet et d'un si instructif historique, que l'Académie en a voté le renvoi au Comité de Publication » (1).

Il en a été de même de la note de M. Coulier.

Il ne faudrait pas croire, du reste, que c'est seulement dans ces dernières années que les dangers des poêles de métal ont préoccupé les hygiénistes.

(1) Union méd., numéro du 24 janv. 1869, Bullet. de l'Acad. de méd., par Amédée LATOUR.

Franklin s'est efforcé de combattre l'opinion déjà répandue de son temps, que les poêles de fer répandent une mauvaise odeur et sont malsains ; il chercha à prouver que ces inconvénients proviennent non pas des poêles, mais de la malpropreté avec laquelle ils sont tenus, et entre autres raisons, il fit remarquer que les forgerons, les serruriers et autres ouvriers qui travaillent le fer chaud, jouissent en général d'une bonne santé ; Désaguliers fit aussi quelques expériences pour prouver que le fer chaud n'exhalait pas de vapeurs malsaines. « Il prit un cube de fer percé de part en part d'un seul trou, et après l'avoir poussé à un degré de chaleur très-élevé, il y adapta un récipient si bien épuisé d'air par la machine pneumatique, que tout l'air qui rentrait pour remplir le récipient était obligé de passer par le trou qui traversait le fer chaud. Il mit alors dans le récipient un petit oiseau qui respira cet air sans donner le moindre signe de malaise » (1).

Pour les poêles de fonte, en particulier, voici les renseignements que j'ai pu trouver :

En 1788, la Société royale de médecine, dans un rapport sur les foyers de fonte de Désarnod, termine ainsi : « Nous pouvons assurer avec vérité que, dans les chambres où nous avons vu ces foyers en expérience, quoiqu'on eût fermé toutes les ouvertures, nous n'avons senti aucune émanation qu'on pût attribuer à la fonte. »

Dans la thèse de Delaroche (Paris, 1806, n° 11), il est dit, page 14 (en note) : « Aucun fait, d'ailleurs, à ma connaissance, ne prouve que les émanations odorantes de la fonte de fer chauffée aient une influence nuisible sur l'économie animale. »

Enfin, Thénard, dans un rapport fait à l'Institut, dans le troisième trimestre de 1820, essaya de prouver que l'usage des tuyaux de poêle en tôle et même ceux de cuivre, sont sans danger pour la santé.

(1) Nouveau Manuel du poêlier-fumiste (Encyclopédie Roret, nouvelle édition, par M. F. Malepeyre, 1850, p. 95.

Malgré ces diverses opinions, on ne peut aujourd'hui méconnaître l'influence nuisible des poêles à parois métalliques et en particulier des poêles de fonte. Mais il faut aussi cependant avouer que le plus souvent les seules causes d'insalubrité de ces appareils sont celles que j'ai déjà signalées, à savoir : la sécheresse de l'atmosphère et le grillage des poussières, jointes à un défaut de ventilation.

Les *cheminées* ont aussi, dans quelques cas, occasionné des accidents par suite de leur mauvaise construction :

1° Les tuyaux doivent être solidement bâtis en mortier et non en plâtre. Le plâtre est, en effet, dissous par les eaux de pluie, il se calcine par la chaleur ; et dans ces conditions, un coup de vent suffit pour renverser la cheminée, qui peut alors tomber sur la tête des passants. Je n'eusse point insisté sur de pareils dangers si l'un des plus grands savants du commencement de ce siècle ne m'avait autorisé de son exemple. La recommandation que je viens de faire n'est pas de moi, elle est de Guyton-Morveau (1), qui conseille aussi de ne point superposer mitres sur mitres dans le but d'empêcher les cheminées de fumer. Cette disposition n'a pour effet que de surcharger les murs et de nuire à la solidité de la construction.

2° En 1835, il était d'usage, dans le département du Nord, à Roubaix et à Lille en particulier, de surmonter les cheminées de tuyaux de cuivre ; ce qui donna lieu à des plaintes adressées à l'administration supérieure. M. Charpentier fut chargé de visiter les lieux ; une commission fut nommée, et le rapporteur, M. Kuhlmann, reconnut que les cheminées de cuivre éprouvent, par leur usage, lorsqu'elles servent à accélérer le tirage des foyers alimentés par la houille, une très-prompte altération. Ce combustible contient souvent des composés sulfureux qui sont détruits par la combustion. Il se forme contre les parois inté-

(1) Guyton-Morveau. Mémoire sur les vices de construction de cheminées (lu à l'Institut, le 1er juin 1807) in Annales de chimie, nov. 1807, t. LXIV, p. 113, et par extrait in Bullet. Soc. encour., 6e année (1807-1808), p. 154.

rieures de la cheminée une croûte de sulfure de cuivre qui passe à l'état de sulfate anhydre en absorbant l'oxygène de l'air. Ce sel est facilement entraîné au dehors par le tirage et retombe sur les toits environnants. Les eaux de pluie le dissolvent ensuite et le concentrent dans des citernes ; mais comme, vu le manque de puits et de fontaines, c'est cette eau qui sert à l'alimentation, l'on prévoit facilement tous les dangers qui peuvent en accompagner l'usage.

Les accidents dus aux braseros ne dépendent guère de l'appareil, mais bien plutôt d'un défaut de ventilation. Ils seront étudiés un peu plus loin.

II. — Accidents dus a la combustion.

Les accidents dont nous avons à nous occuper peuvent être provoqués soit par la combustion elle-même, soit par le choix d'un mauvais combustible. Je vais étudier successivement ces deux causes de dangers.

1° *Accidents occasionnés par la combustion.* Ils peuvent être très-nombreux : la combustion peut s'étendre aux parties voisines de l'appareil, causer des incendies, des brûlures, etc.

Je n'ai pas l'intention de traiter en détail de ces divers accidents; je me contenterai seulement d'indiquer les plus ordinaires.

Nous avons vu comment se produisait la suie, et comment elle s'accumulait dans les tuyaux ; si l'on n'a pas le soin de l'enlever par le ramonage, elle peut prendre feu, et cet accident, qui par lui-même est sans dangers, peut devenir grave en ce que le feu, se communiquant aux parties voisines, détermine un véritable incendie. Il ne faut donc pas, comme cela arrive quelquefois, ne point se préoccuper de ces feux de cheminée, et imiter les gens qui prétendent que de la sorte la cheminée se ramone d'elle-même. Il est des moyens excessivement simples d'arrêter un feu de cheminée au début, et si j'en indique un, ce n'est pas qu'il ne soit connu ; il est au contraire devenu vulgaire ; mais dans ces occasions on perd la tête et l'on ne songe plus aux moyens simples : il consiste à jeter sur le foyer une assez grande quantité de fleur de soufre (il y a moins d'inconvénients à en jeter un excès que de n'en pas jeter assez). Ce soufre, en brûlant, produit de l'acide sulfureux qui monte dans le tuyau ; et, comme ce dernier gaz est impropre à la combustion, la suie s'éteindra faute d'aliments pour la brûler. Il faudra seulement éviter que par l'ouverture de la cheminée il ne puisse s'introduire une quantité d'air suffisante pour alimenter à la fois la combustion du soufre et celle de la suie, et il suffira pour cela de tenir appliqué aussi exactement que possible, sur le devant, un linge humide. Ce procédé, déjà connu en 1784, fut aussi conseillé par Darcet dans le commencement de ce siècle. Depuis on a indiqué un grand nombre d'autres moyens, mais aucun ne présente les mêmes avantages. Il me suffira de citer cette préparation venue d'Angleterre sous le nom de *fire-annihilator*, et contre l'usage de laquelle M. Chevallier dut réclamer une ordonnance de police rendue le 31 juillet 1861. Gauger avait indiqué un moyen bien préférable, qui depuis a été bien souvent retrouvé, et que j'ai déjà fait connaître.

Mais ce sont des pratiques détestables que de tirer des coups de fusil dans le tuyau ou de jeter de l'eau sur le foyer. Dans le premier cas on est à peu près sûr de démolir la cheminée ; dans le second, si l'on répand de l'eau en quantité suffisante pour éteindre l'incendie, on produit souvent plus de dégâts que n en eût occasionné le feu ; en trop petite quantité, elle est décomposée et fournit un nouvel aliment à la combustion. Le sable, la boue, le fumier même, sont bien préférables, si, vu la disposition des lieux, ils peuvent être employés.

Un autre accident occasionné par la combustion, et qui n'est pas très-rare, c'est la *carbonisation des poutres*. Il existe des ordonnances qui fixent la manière dont doivent être disposées les poutres dans les environs d'un foyer ; mais, comme souvent ces ordonnances sont mal exécutées, les poutres sont trop près et alors la chaleur du foyer carbonise ces bois qui dans quelques cas peuvent prendre feu et déterminer un incendie. Mais le plus souvent la combustion se fait lentement, il y a seulement carbonisation, et il se forme alors de grandes quantités d'oxyde de carbone qui remplit la chambre en pénétrant par les joints du parquet ou les fissures des murs.

On trouve dans les ouvrages de médecine légale et d'hygiène quelques relations dues à la carbonisation des poutres, entre autres celles de M. Devergie et de MM. Bayard et Tardieu : j'ai moi-même été témoin dans ma famille d'un pareil accident arrivé deux fois dans deux cheminées différentes.

La meilleure réparation à faire consiste à supprimer la poutre placée sous le foyer et à la remplacer par un châssis. Mais il est des cas où l'on ne peut, au moins sans grands frais, agir ainsi. J'ai vu alors placer au-dessus du foyer une assise de briques, et ce moyen réussit parfaitement. Aujourd'hui il serait encore préférable d'employer des briques creuses dans lesquelles pourrait circuler un courant d'air dont la chaleur ne serait même pas perdue. On ferait ainsi quelque chose d'analogue à ce qui avait été fait dans la cheminée du Cabinet des Livres décrite par Savot.

Quand la chaleur développée par les combustibles et concentrée dans nos appartements est trop forte, il peut survenir des accidents ; et, quoique je ne pense pas que l'on puisse admettre l'existence d'asphyxies par la chaleur et surtout par la chaleur seule, il est bien certain, qu'en entrant dans une chambre trop fortement chauffée, et où sont réunies un grand nombre de personnes, on peut éprouver un état de malaise particulier. Mais dans ces cas il y a au moins trois choses à distinguer : 1° l'action d'une trop haute température ; 2° l'action du gaz produit par la combustion ; 3° les phénomènes dus à l'encombrement.

Je n'ai pas à m'occuper des accidents provoqués par cette dernière cause et qui ne rentrent pas dans le cadre que je me suis imposé. Quant à ceux occasionnés par des gaz provenant de la combustion ; j'en dirai quelques mots à propos du défaut de ventilation. Il ne me reste donc à étudier que les phénomènes dus à une température excessive.

Une *chaleur trop considérable* a bien évidemment sur l'économie une influence nuisible, quoique mal définie, parce que précisément elle n'a pas été dégagée des autres circonstances dont je viens de parler, et qui l'accompagnent toujours. Il faudrait en outre distinguer suivant l'état hygrométrique de l'air respiré (la chaleur humide étant moins bien supportée que la chaleur sèche, — Becquerel). Magendie et plusieurs autres observateurs ont fait de nombreuses expériences sur des animaux exposés dans des étuves à une chaleur considérable. Mais je ne crois pas que les résultats qu'ils ont obtenus soient applicables à ce qui se passe dans nos habitations privées. La chaleur est alors trop peu de chose dans le malaise général que l'on éprouve, et son action peut tout au plus se borner à une faible accélération de la circulation et de la respiration, un peu d'assoupissement, et dans quelques cas rares à de légers maux de tête. Je ne puis en donner de meilleure preuve que la facilité avec laquelle on supporte en plein air des températures souvent supérieures à celles de nos habitations.

Mais, si au lieu de rester seulement dans une chambre trop chaude, on s'expose pendant longtemps à un feu trop vif, alors peuvent se manifester des phénomènes un peu plus graves.

C'est pour n'avoir pas les yeux exposés à l'ardeur du foyer que Serlio et Savot avaient baissé le manteau des cheminées. On est encore souvent obligé de se servir d'écrans pour ne pas se griller la figure, et malgré cela on éprouve souvent de la céphalalgie, des bourdonnements d'oreille, une cuisson particulière des yeux, accidents qui sont tous dus à un peu de congestion.

Il est encore d'autres phénomènes du même genre et qu'il faut rapporter à la *congestion* du bassin et des parties voisines. Et je ne puis m'empêcher de blâmer à ce sujet une habitude aussi mauvaise que peu gracieuse qui consiste à se placer dans un vaste fauteuil devant le feu et à étendre les jambes sur le chambranle de manière à exposer à l'ardeur du foyer la partie postérieure et supérieure des cuisses. Cette position, que l'on dit très-appréciée des Américains, présente certainement quelques avantages pour le travailleur qui peut ainsi lire près du feu, la tête appuyée, le livre sur les genoux, la figure préservée ; mais, en revanche, elle l'expose bien sûrement à divers accidents, tels que les hémorrhoïdes, les varices du testicule et des membres inférieurs. Malheureusement cette habitude n'est pas seulement répandue parmi les hommes ; on la retrouve au moins chez une certaine classe de femmes, dont les jupons forment une espèce de voûte qui concentre la chaleur vers les parties génitales. Je m'abstiendrai de donner le nom qui a été adopté pour cette pratique au moins singulière ; mais je n'ai pu me dispenser de la rappeler et de la rapprocher d'une habitude tout aussi dangereuse et seulement moins disgracieuse, je veux parler de l'usage journalier des *chaufferettes*.

Il ne faut certes pas voir dans ces petits appareils, comme cela a déjà eu lieu jadis, la cause de toutes les maladies qui ont leur point de départ dans le bassin ou dans l'utérus des femmes et je crois qu'il y a de l'exagération dans l'article de Marc, quand il dit : « Les flueurs blanches, les règles excessives, même les hémorrhagies utérines, les varices, les ulcères atoniques des jambes, sont les effets très-ordinaires de ce genre d'abus... C'est avec raison que plusieurs médecins, parmi lesquels il suffit de citer Boerhaave, attribuent en grande partie la fréquence des flueurs blanches parmi les Hollandaises à l'abus excessif des chaufferettes. »

D'autres auteurs ont même indiqué cet abus comme source de phénomènes hystériques, de stérilité et même de cancers. Bien évidemment ce serait de l'exagération que de rapporter à cette cause les deux derniers genres d'accidents dont je viens de parler, mais on n'en peut certainement pas dire autant des érythèmes passagers (M. Lévy) et de quelques autres phénomènes dépendant de la congestion continuelle entretenue vers le bassin et surtout vers les parties génitales. Peut-être même l'acide carbonique et l'oxyde de carbone qui baignent continuellement ces parties ont-ils une influence dont jusqu'ici il n'a pas été tenu compte, et dont je dirai quelque mots un peu plus loin. Aussi la conclusion de Marc n'en demeure-t-elle pas moins très-juste. « Les accidents nombreux et souvent déplorables qu'entraîne l'usage des chaufferettes surtout parmi les gens du bas peuple, les asphyxies, les brûlures, les incendies qu'on en a vu résulter deviennent des motifs assez sérieux pour mériter l'attention des personnes chargées de veiller à la salubrité publique et pour interdire le débit de chaufferettes dont le mode de construction n'aurait pas été approuvé comme le moins dangereux » (1).

La plupart de ces inconvénients ne seraient certainement pas à craindre avec des boules d'eau bouillante ou des briques chauffées que l'on enveloppe et que l'on place ensuite sous les pieds.

On voit combien sont nombreux les accidents dus à la combustion, il n'est pas possible de les imaginer tous ; pour en donner une idée je raconterai ici un fait qui m'est arrivé l'hiver dernier alors que je songeais à la rédaction de ce chapitre, et qui me fit juger de tout ce qu'il pouvait y avoir d'imprévu dans les accidents occasionnés par le chauffage.

J'avais dans une coupe sur mon bureau des capsules de pistolet Flobert qui avaient raté et que je supposais incapables de faire feu ; elles y demeurèrent plusieurs mois. Mais un jour mon concierge en faisant ma chambre, renversa cette coupe, ramassa les objets les plus gros qu'elle contenait, et ne se préoccupa point des capsules qui étaient trop peu volumineuses pour attirer son attention. Il balaya ensuite ma chambre, mit les ordures dans la cheminée, et prépara mon feu. En rentrant je l'allumai, mais au bout quelques minutes quel ne fut pas mon étonnement de me trouver à la petite guerre. Une série d'explosions avaient lieu dans mon foyer et je sentis passer autour de moi plusieurs balles heureusement sans force, car elles n'avaient pas eu en dessous un point d'appui suffisant.

(1) Marc. Art. *Chaufferette*, in Dictionn. des sciences médic. (60 vol.). Ed. Panckouke (1813), t. V, p. 10.

2. *Accidents occasionnés par le combustible.* — Je suis déjà entré dans de grands détails à ce sujet quand j'ai parlé du choix d'un combustible et aussi dans quelques autres parties de ma thèse. Je me contenterai donc de rappeler ce qui déjà a été dit :

1° De l'impossibilité d'user de certains combustibles.

2° De l'action que peuvent avoir les noirets sur l'économie.

3° De l'odeur désagréable de la tannée.

4° Des dangers du pétrole et des autres huiles minérales.

5° Des dangers des combustibles gazeux.

6° De la grande production d'oxyde de carbone par la braise et le charbon.

7° De l'emploi des agglomérés.

8° Des vapeurs sulfureuses émises par la houille.

9° Des propriétés nuisibles attribuées aux combustibles minéraux.

10° Du danger d'user, dans des appareils à foyer découvert, de combustibles préparés et vendus comme ne pouvant nuire à la santé.

Il faut encore signaler quelques cas d'embrasements spontanés qui se sont manifestés dans des tas considérables de combustibles et dus très-probablement à une fermentation.

III. — Accidents dus a la ventilation.

La ventilation est une cause très-commune d'accidents, soit parce qu'elle est nulle ou insuffisante, et qu'alors les produits de la combustion ne sont pas évacués au dehors, soit parce qu'elle est exagérée. Mais il est en outre quelques cas très-remarquables dans lesquels ce n'est pas notre propre foyer qui produit les gaz délétères. Ce sont les cas de ce genre que j'ai réunis et que je vais étudier d'abord sous le nom d'*accidents médiats*, par opposition à ceux que nous verrons plus tard et qui sont dus à une cause immédiate.

I. — *Dangers médiats.*

Des gaz toxiques ou simplement impropres à la respiration, provenant soit d'une combustion, soit de toute autre cause, peuvent avoir été dégagés loin de nous et être intreduits dans nos appartements par le fait de la ventilation. Tel est le cas rapporté par Ollivier (d'Angers). M. C..... fut trouvé asphyxié dans sa chambre par des gaz qui avaient d'abord pénétré, chez son voisin W..., et qui ensuite s'étaient répandus chez lui par le dessous des portes. Mais le plus souvent les choses ne se passent pas ainsi, et les produits nuisibles sont introduits chez nous par le tuyau même de nos appareils de chauffage dont le tirage est alors renversé. Il suffit pour cela que le tuyau de dégagement communique avec celui d'un appartement voisin.

Les accidents de ce genre sont assez nombreux : le premier qui ait été signalé remonte à l'année 1774, et c'est Portal qui en donna la relation à la suite d'un rapport dont il avait été chargé par l'Académie de sciences. Le 3 août, le sieur Le Maire et son épouse, marchands de modes, rue Saint-Honoré, furent trouvés morts dans leur appartement qui était plein de fumée et où cependant n'existaient point de traces de feu récemment allumé. Portal, en visitant les lieux, reconnut que le tuyau de la cheminée était en communication avec celui du fourneau d'un baigneur situé au-dessous, et qui, dans la matinée, avait allumé un feu de charbon.

Une fois l'attention éveillée sur de pareils accidents, les observations se multiplièrent, et dans un mémoire publié en 1836, par Darcet et Braconnot, il est cité plusieurs faits d'asphyxie où les vapeurs nuisibles s'étaient introduites par la cheminée, par suite d'un renversement du tirage.

Dans la maison de la rue des Petits-Augustins (actuellement rue Bonaparte) où est le bureau du Mont-de-Piété, un jeune homme se trouva plusieurs fois incommodé par l'acide carbonique d'une cuisine située au-dessous et venant par la cheminée du salon dont l'air était appelé par le feu entretenu dans la chambre à coucher.

Deux dames amies de M. Anglès furent trouvées un jour asphyxiées dans leur appartement, et il fallut rapporter cet accident au fait d'un dentiste occupant l'étage inférieur, qui avait passé la nuit à cuire des dents artificielles dans un fourneau de coupelle dont le tuyau communiquait avec celui d'un poêle de l'appartement de ces dames.

Vauquelin, alors qu'il habitait l'École des Mines, trouva aussi, en rentrant chez lui, après une absence de plusieurs jours, ses serins asphyxiés par la fumée qui avait pénétré dans l'appartement par le tuyau d'un poêle et qui provenait d'une cheminée de l'étage supérieur.

On peut encore citer le fait observé par Berthier : Des vapeurs mercurielles dégagées dans l'atelier d'un doreur pénétraient dans l'appartement situé au-dessus, par le seul fait de la ventilation naturelle.

On conçoit combien les accidents de ce genre sont facilités s'il existe une communication entre les divers tuyaux, de manière à permettre le passage des vapeurs nuisibles, et il faut rapprocher de ces faits l'accident rapporté par M. Dumas en 1846, à la Société d'encouragement. Dans une école publique douze enfants ont été presque en même temps atteints et sont devenus malades au point de perdre connaissance par l'effet d'émanations provenant d'un calorifère en mauvais état (1), et aussi l'histoire de ce voyageur qui trouva l'employé de la gare du Bourguet, asphyxié par le gaz s'échappant à travers un fissure du tuyau d'un calorifère.

On voit, d'après ces divers exemples, combien sont importantes à connaître les notions que j'ai données sur la ventilation et sur la ventilation naturelle en particulier, et l'on s'explique alors comment un tuyau servant habituellement au dégagement des produits

(1) On ne peut s'empêcher de rapprocher cet accidents de ceux observés par M. Carret au lycée de Chambéry.

insalubres peut, par un renversement dans le sens ordinaire du tirage introduire chez nous des gaz délétères pris en dehors. Et il n'est pas nécessaire pour cela que les tuyaux présentent des fissures; il suffit qu'ils viennent déboucher côte à côte à la même hauteur au-dessus du toit; on a vu des courants s'établir ainsi entre les diverses cheminées d'une même maison et même de maisons voisines. Dans la relation due à Darcet et Ollivier (d'Angers) (1) que j'ai déjà citée à propos de l'asphyxie de M. C..., les produits délétères provenaient d'un fourneau de bains et s'étaient introduits par la partie supérieure dans la cheminée de M. W... qui, lui aussi, avait été asphyxié avant que les produits ne se fussent rendus dans l'appartement de M. C...

Il serait à désirer, ajoute Ollivier (d'Angers), que, dans toutes les constructions, les conduits de fumée « fussent toujours isolés complétement et dans tout leur parcours, et que, sous aucun prétexte, on ne fît communiquer entre eux des tuyaux de cheminée partant de foyers différents. »

On voit combien sont contraires à ces conseils les dispositions de l'une des dernières modifications apportées aux cheminées et dont j'ai déjà dit quelques mots. J'ai peine à comprendre comment on peut adopter de pareilles inventions; elles peuvent certainement être très-agréables pour les constructeurs, vu leur simplicité; mais bien évidemment elles sont loin de présenter les mêmes avantages pour les locataires, dont en réalité on devrait prendre un peu plus les intérêts; il faudrait encore, ajoute M. Tardieu, « imposer aux architectes l'obligation d'élever les tuyaux de cheminée à des hauteurs différentes quand les conduits sont contigus ou très-rapprochés les uns des autres. »

Il suffit de lever les yeux dans les rues de Paris pour voir que cette recommandation n'a jamais été exécutée. L'on cherche au contraire à réunir les tuyaux dans une même bâtisse et à les

(1) Ollivier (d'Angers). Recherches et observations à double asphyxie par la vapeur du coke, in Ann. hyg. et méd. légale, t. XXV (1841), p. 290, et aussi

A. Tardieu. Dict. hyg. et salubrité, art. *Chauffage*, p. 386.

faire affleurer tous exactement au même niveau ; c'est plus gracieux pour l'œil, et la maison sera plus facile à vendre. Et cependant c'est en 1821 qu'a paru l'observation d'Ollivier (d'Angers), et ses conclusions ont été reproduites bien souvent depuis, entre autres par M. Tardieu dans les deux éditions de son dictionnaire d'hygiène.

II. *Dangers immédiats.*

Nous venons de voir comment nos appareils de chauffage, étant à la fois des appareils de ventilation, peuvent introduire dans nos habitations des gaz délétères provenant du dehors. Je vais maintenant indiquer les accidents auxquels peuvent donner lieu ces appareils, alors qu'ils sont allumés pour notre propre usage. Dans ces cas le danger peut provenir de ce que la ventilation est nulle, insuffisante ou trop active. Je vais étudier successivement ces trois sources de dangers.

A. Ventilation nulle. — Il est deux sortes d'appareils qui sont utilisés seulement pour le chauffage, et qui ne sont point destinés à la ventilation, ce sont :

1° *Les poêles allemands*, dont j'ai déjà indiqué la disposition. Et quant aux inconvénients qui leur ont été reprochés dans le commencement de ce siècle (1), ils ne sont certes pas mérités; car, si je veux bien reconnaître que chez les peuples du Nord la ventilation est insuffisante, si même j'accorde qu'elle est nulle, il faut cependant avouer que ce n'est point le fait des appareils de chauffage, ils ne sont pas construits dans le but de servir à la fois d'appareils de ventilation, et ce n'est qu'à cette condition qu'ils utilisent si bien la chaleur des combustibles (voir chap. II et V). Si donc, par suite de l'encombre-

(1) Marc attribue entre autres choses à la chaleur excessive développée par les poêles du Nord la fréquence plus considérable de monomanes chez les filles allemandes que chez les françaises. Ann. hyg. et méd. légale, t. X, p. 452.

ment, on juge nécessaire l'établissement d'un système de ventilation, il doit être établi à l'aide d'appareils spéciaux et tout fait inépendants des poêles.

2° Les *braseros* et en général les appareils à foyer découvert qui sont bien autrement dangereux que les précédents; les raisons en sont faciles à comprendre: la combustion, au lieu d'être pour ainsi dire extérieure comme dans les poêles allemands, s'alimente à l'aide de l'air contenu dans l'appartement; de plus, les produits ne sont pas versés au dehors. Aussi, au bout de peu de temps, l'air est-il vicié par le défaut d'oxygène et par la présence de produits insalubres.

C'est ce qui fait que ces appareils, quoique très-économiques, sont à peu près complétement abandonnés dans les pays froids. Ils sont au contraire très-usités dans les contrées chaudes, où il suffit d'échauffer une pièce pendant quelques minutes pour avoir une température douce.

En Espagne, particulièrement, le *brasero* consiste en un vase de fer (1), porté sur un trépied très-bas et garni d'une grande quantité de cendres. Dans le milieu, se trouvent quelques morceaux de charbon de bois, que l'on a soin d'allumer au dehors, et ce n'est que quand ils sont en pleine ignition que le brasero est porté dans l'appartement (2), dont on laisse souvent les fenêtres ouvertes

Par ces précautions on évite les accidents, et en somme ces appareils continuent à être employés à peu près uniquement et

(1) C'est une précaution très-ancienne, mais que l'on retrouve encore, de brûler le charbon dans un vaisseau de fer, ou en plaçant un morceau de ce métal dans le foyer. Elle a pour but de corriger la malignité des vapeurs du charbon. Je crois qu'on n'en peut dire aujourd'hui que ce qu'en disait Venel en 1775 : « C'est un préjugé ! »

(2) Cette pratique est encore plus ancienne que la précédente. Voici, à ce sujet, ce que l'on trouve dans le Lexicon de Pitiscus (1713) : « Sapiens Anacharsis, cum multa Græcorum carperet, laudabat carbonarium ignem; quod fumum foris reliquentes, ipsum purum in domum « inferrent (Anacharsis in Plutarcho. Quæst. Conviv. VI.7) » Et ajoute, Pitiscus : « Ita accedebant (Græci) foris, accensum importabant. » (Pitiscus, Lexicon, art. *Camina*.)

sans grand danger dans les pays chauds. Ces faits, tout extraordinaires qu'ils paraissent en France, sont cependant très-réels et s'expliquent, si l'on veut y réfléchir, par les précautions que j'ai indiquées. Car alors la combustion étant à peu près complète, il se dégage beaucoup plus d'acide carbonique que d'oxyde de carbone. En outre, la ventilation n'est pas toujours entièrement supprimée ; et peut-être faut-il tenir compte de certaines dispositions que l'on retrouve partout et qui, précisément pour cette raison, ne me paraissent pas tout à fait indifférentes. C'est pour bien montrer l'uniformité de ces appareils dans des pays de mœurs tout à fait opposées, qu'après avoir fait connaître le brasero des Espagnols, je vais indiquer le mode de chauffage de quelques autres peuples : « En Orient, à Constantinople, par exemple, on se chauffe de la même manière. Au-dessous d'une table ronde couverte d'un tapis pendant tout autour, on place un brasier qui chauffe toute la société assise autour de la table. Ce chauffoir s'appelle *tandour*. Le combustible est le plus souvent du charbon de bois » (1).

En Perse, « une grande jarre, nommée *kourcy*, est moulée dans une plateforme de terre, dans le milieu de la chambre. Le kourcy est rempli de bois, d'excréments ou autres combustibles, et lorsqu'ils sont suffisamment carbonisés, l'ouverture du vase est fermée avec un châssis de bois carré formant comme une table basse. Puis le tout est recouvert d'un gros tapis ouaté, sous lequel la famille, rangée autour, place ses genoux pour que la vapeur chaude s'introduise d'elle-même dans les plis des vêtements, et quand on veut avoir plus chaud on tire le tapis jusque sous le menton..... Cette grossière et malsaine méthode est adoptée dans les plus nobles habitations des villes, comme dans les demeures de la classe pauvre » (2).

(1) Pelouze. In Dictionn. de la conversation, art. *Chauffage*, 2e édition, 1853, t. V, p. 335.

(2) Traduit de l'anglais de Tomlinson : Warming and ventilation, third edition London, 1864, p. 65.

D'après Della Valle, dont l'opinion est rapportée par Busch (1) et aussi par Roth (2), cet appareil, en usage chez les Perses, se nommerait *Teneor*.

Au Japon, « toute la vie de famille se passe autour du *Chibachi*, brasero rectangulaire, bien verni au dehors, bien doublé à l'intérieur..... A l'intérieur brûle un feu clair de charbon de bois, au milieu d'une pyramide de cendres blanchâtres épurées chaque matin au crible fin (3). »

Enfin le caminos des Grecs, le foculus des Romains, l'arula des Hébreux, étaient, sans contredit, les appareils les plus employés pendant les temps anciens, et depuis l'usage en a été conservé par les peuples voisins de la Méditerranée. Il faut donc que, vers ces latitudes tempérées, et très-probablement pour les raisons que j'ai indiquées, les appareils à foyer découvert ne présentent pas de graves dangers.

Mais il en est tout autrement dès que l'on veut importer leur usage dans les pays froids. J'ai déjà indiqué le fait de l'empereur Julien, et je pourrais encore signaler celui des deux fils de M. D..., arrivé à Fives (Nord), et aussi ceux de l'homme transporté à la Charité, et du Journal de Savoie, dont on trouve les relations dans le Mémoire de M. Chevallier, et qui tous ont été occasionnés par des braseros.

A Paris, en particulier, on a souvent voulu introduire, sous le prétexte d'économie, des appareils analogues qui doivent rester toute la journée dans les appartements, et qui, par cela même, deviennent très-dangereux. J'ai indiqué avec quel enthousiasme fut accueillie, en 1828, l'invention anglaise présentée par B. Delessert à l'Académie des sciences, et aussi comment Gay-Lussac, Thénard, et plus tard M. Chevallier, durent

(1) Busch G. C. B. Versuch eines handbuchs der Erfindungen. Eisenach in-8°. 1792. Vierte Band. (Erfindung der Oefen.)

(2) Roth. Holzersparende ofen, etc..... nebst Litteratur, p. 81, auf Busch.

(3) J. Lairle. Le Japon en 1867, in *Revue des Deux-Mondes*, numéro du 1er février 1868.

insister sur les dangers de ces appareils, tandis que de son côté le Conseil de salubrité, au moyen de ses instructions, répandait dans le peuple des notions si importantes à connaître. Je citerai plus spécialement le passage suivant : « La Commission ne croit pas pouvoir se dispenser de relever la vive expression des regrets qu'elle éprouve en voyant se perpétuer l'usage de ces appareils de chauffage dans lesquels les produits de la combustion se répandent dans les appartements, faute d'une issue ménagée au dehors. C'est en vain que M. le préfet de police a multiplié les avertissements, que le Conseil d'hygiène et de salubrité a fait ressortir en mainte occasion le danger de ces appareils de chauffage, que des accidents graves ont effrayé les personnes prudentes, les chefs d'ateliers, les pères de famille, rien n'a pu arrêter le public insouciant dans cette voie funeste. La Commission ne se lassera pas, dans la limite de ses attributions, de faire proscrire l'usage de ces appareils. En agissant ainsi, elle croit servir la cause de la santé publique, et souvent même préserver la vie de ceux qui, par ignorance ou par indifférence, avaient conservé des appareils de ce genre. » Grâce à ces efforts, les braseros sont aujourd'hui à peu près abandonnés à Paris, où cependant on eut dans les premiers temps à signaler de nombreux accidents, entre autres ceux du boulevard des Capucines, du restaurant du boulevard du Temple, de la rue du Grand-Chantier, etc., etc.

En Angleterre, les faits de ce genre sont encore plus fréquents ; j'ai déjà rapporté le cas de miss C. M., et je signalerai encore l'un de ceux indiqués par le Dr Bird, où il est dit que l'église de Doconham fut chauffée par deux poêles Joyce deux dimanches de suite sans inconvénients, mais qu'une troisième fois, le froid étant plus vif et le feu plus activé, environ soixante-dix personnes furent affectées, pour le rapprocher d'un passage que j'emprunte à l'ouvrage de Tomlinson, et par lequel on pourra voir qu'il est assez commun en Angleterre de chauffer ainsi les églises à l'aide de fourneaux découverts.

« En visitant quelques-unes de nos belles cathédrales en hiver, pendant le temps du service divin, la cathédrale de Salisbury, par exemple, on est étonné de voir sur le plancher du chœur deux ou trois énormes brasiers pleins de charbon allumé. Une odeur particulière s'en élève et remplit l'édifice. Une agréable sensation pénètre par tous les sens, et une tendance au sommeil est souvent irrésistible. Les personnes tourmentées par la toux cessent de tousser, et un étrange effort est nécessaire quand il faut se lever pour quitter l'édifice. « Et, ajoute l'auteur en note, » cette description s'applique tout aussi exactement que lorsqu'elle fut écrite il y a déjà treize ans, lors de la première édition de ce livre (1). »

On ne peut s'empêcher, en lisant ces lignes, de les comparer aux exagérations du Dr Reid au sujet de la ventilation. Il faut être véritablement Anglais et être poussé par une admiration de ce qui se fait chez soi vraiment incroyable, pour écrire de pareilles choses; car on ne peut, dans la relation qui précède, méconnaître un commencement d'asphyxie par le charbon.

Il faut encore, à propos de ces appareils à foyer découvert, dire quelques mots des *fourneaux*. Ils ne servent pas habituellement au chauffage, ils sont le plus souvent destinés à cuire les aliments ou à faire chauffer des fers, etc. On les allume sur le moment, dans l'intérieur même de la chambre; puis, pendant l'hiver, pour ne pas perdre la chaleur développée, on entretient ce feu à l'aide de charbons, et on le laisse ensuite s'éteindre petit à petit. C'est particulièrement dans ces conditions que se dégagent des quantités énormes d'oxyde de carbone, et précisément au niveau des organes respiratoires; aussi ces fourneaux sont-ils excessivement dangereux, bien plus dangereux que les braseros; et l'on voit de suite la différence qu'il faut faire entre ces deux modes de chauffage.

Quant aux autres appareils à foyer découvert, tels que chaufferettes, etc., j'ai examiné leurs principaux inconvénients à

(1) Traduit de l'anglais, de TOMLINSON (op. cit.), 3e édition, 1864, p. 67.

propos des accidents occasionnés par la combustion. Au point de vue du défaut de ventilation, ils consomment trop peu de combustible pour que les produits puissent exercer une action nuisible sur les organes respiratoires, qui sont beaucoup trop éloignés du foyer; mais il peut en être tout autrement sur les organes génitaux de la femme, et l'on conçoit que cette *douche* continue et chaude d'un mélange d'acide carbonique et d'oxyde de carbone puisse, vu les propriétés aujourd'hui si bien connues de ces gaz, produire d'abord des phénomènes d'excitation, puis un certain degré d'anesthésie locale.

B. Ventilation insuffisante.— L'insuffisance de la ventilation est certainement une des causes les plus communes des accidents dus au chauffage. Dans les anciens auteurs, il est facile de retrouver des relations d'asphyxies survenues dans de pareilles conditions. Je me contenterai de rappeler les cas dont Van Helmont et Boerhaave faillirent être victimes. Dans les ouvrages imprimés de 1775 à 1780, et qui tous furent écrits sous l'impression du fait rapporté par Portal, on en trouve de nombreuses observations. C'est de cette époque que datent les travaux de Troja, d'Harmant, de Sage, de Gardane, de Carminati, sur les vapeurs méphitiques et en particulier sur la vapeur de charbon. De nos jours, des faits analogues sont malheureusement encore beaucoup trop fréquents. Quelquefois ils sont dus à l'usage des poêles, qui sont de si détestables appareils sous le rapport de la ventilation; mais le plus souvent ils sont occasionnés parce que, pour ne pas laisser perdre la chaleur de l'appartement, on intercepte la communication du tuyau avec l'extérieur, soit en tournant une clef, soit par tout autre moyen. (Fils des époux S..., rue de Nazareth; les deux faits de M. Devergie, celui du Dr Bourgeois, etc. Dans le cas de la bonne de Mme T..., rue Richer, le tuyau de la cheminée avait été bourré de chiffons) (1).

(1) Tous ces faits, ainsi que beaucoup d'autres mentionnés un peu

La ventilation peut être encore insuffisante par le manque d'ouverture assez large (faits de M. E..., *Patrie* du 1er mai 1864, des époux F..., rue Montdétour) et surtout si, dans l'appartement, il n'existe pas de cheminée par laquelle s'établirait une ventilation naturelle, quand même le feu serait allumé dans un fourneau (femme B..., rue Saint-Roch; femme L..., rue du Marché-Saint-Honoré). J'ai déjà dit combien était regrettable le manque de cheminée dans les appartements d'ouvriers et surtout dans un grand nombre de mansardes de Paris ; mais il faut espérer que, grâce à la vigilance du conseil de salubrité, cette incommodité cessera bientôt.

Il est enfin un genre de désagrements plutôt que d'accidents dont je vais dire quelques mots : je veux parler de la fumée, et la question n'est pas sans importance, non pas que la *fumée* elle-même, telle qu'on l'entend généralement, soit une chose dangereuse ; je crois certainement que ce serait là une exgération ; c'est tout au plus si elle peut produire de la cuisson et un peu de larmoiement des yeux, mais elle doit, selon moi, avoir une bien autre importance. J'ai déjà dit que la fumée n'était qu'un témoin qui nous atteste d'une manière infaillible la présence de produits dus à la combustion, produits dans lesquels se trouve sûrement de l'acide carbonique, peut-être de l'oxyde de carbone, et l'on doit se rappeler que si le premier de ces gaz est seulement impropre à la respiration, le second est essentiellement délétère. Par conséquent, si la fumée que nous voyons n'est pas dangereuse, si elle est seulement fatigante, nous n'en devons pas moins, chaque fois que nous en sommes incommodés, songer que derrière cette fumée visible sont des gaz incapables d'entretenir la respiration, et qu'au moins l'un d'eux est un véritable poison.

Cette distinction de la fumée en fumée noire et produits gazeux de la combustion a déjà été faite en 1855 par Chenot :

plus loin, sont racontés avec des détails très-suffisants dans le mémoire de M. Chevalier. C'est pour cela que je me suis simplement contenté de les citer.

« S'il y a, dit-il, un danger dans l'ensemble des fumées qui s'échappent d'une cheminée, ne doit-on pas diviser au point de vue de l'hygiène ces fumées en deux classes, d'une part, les fumées noires (charbon entraîné), d'autre part, les fumées invisibles composées d'acide carbonique, d'oxyde de carbone, d'hydrogène sulfuré, arsénié, etc. ? Les dangers réels résident surtout dans les combustions actives qui ne produisent que des gaz invisibles, et ceux-ci sont en réalité des poisons subtils, tandis qu'à différents points de vue les fumées noires doivent être considérées comme salubres pour les animaux et fertilisantes pour les végétaux » (1).

J'ai, au sujet de cette note, deux observations à faire :

1° Le seul gaz toxique que l'on retrouve ordinairement dans les produits de la combustion est l'oxyde de carbone, ce n'est que tout à fait exceptionnellement que peuvent s'y trouver de l'hydrogène sulfuré et surtout arsénié, aussi leur action ne peut être nullement comparée à celle de l'oxyde de carbone, dont la production est au contraire la règle ;

2° Je ne puis admettre les fumées noires « comme salubres pour les animaux » ni même « fertilisantes pour les végétaux. »

J'ai déjà parlé des dépôts d'anthracosis. Je sais bien que les animaux comme les végétaux ont besoin de s'assimiler du carbone ; mais cette assimilation dépend de la respiration seulement chez les végétaux, qui absorbent non pas le carbone en nature, mais bien l'acide carbonique dont ils fixent le carbone. On ne voit donc pas l'utilité que peuvent avoir les fumées noires, et la note de M. Chenot a très-probablement répandu dans le public des erreurs que l'on s'est d'autant plus empressé d'adopter que les ingénieurs comme les industriels étaient peu portés vers la combustion de la fumée. Aussi trouve-t-on la phrase suivante écrite dans le cours de M. Ser, en 1865 :

« La fumée n'est point insalubre ; on a reconnu au contraire que l'établissement de grandes usines a fait disparaître les fièvres

(1) Sur une distinction à établir entre les fumées seulement incommodes et les fumées vraiment nuisibles, in Compte-rendu Académie des sciences, t. XL (1855), p. 838.

dans certains pays » (1). Ainsi énoncé, le fait d'insalubrité de la fumée est complétement inexact. Quant au fait d'observation, je ne puis aller contre; mais rien ne prouve que, lors de l'établissement de grandes usines, ce soit à la fumée qu'il faille rapporter l'assainissement du pays.

C. Ventilation exagérée. — C'est surtout les cheminées qui peuvent donner lieu à une ventilation exagérée, produisant alors ces « terribles courants d'air » qui pendant longtemps firent le malheur des physiciens, entre autres de Franklin et de Rumford.

J'ai, à propos de la ventilation, traité cette question, et j'ai montré comment, avec les cheminées à bouches de chaleur à section suffisamment large, on peut éviter tous ces désagréments. Quant aux accidents qui peuvent être occasionnés dans ce cas il n'en est aucun de spécial, mais aussi est-on exposé à tous ceux qui résultent de l'action subite du froid sur nos organes.

J'ai ainsi terminé l'étude des accidents qui peuvent être occasionnés par le chauffage; je vais maintenant, sous forme de résumé, reprendre cette question, en indiquant pour chaque genre d'appareil les accidents les plus à redouter.

Les calorifères à vapeur sont très-dangereux et doivent être entièrement exclus de nos habitations privées.

Les calorifères à eau exigent les plus grandes précautions, et l'on doit surtout veiller au libre parcours de l'eau dans les tuyaux et à la communication entièrement libre de la chambre d'expansion avec l'atmosphère.

Les calorifères à air sont très-convenables pour le chauffage général des habitations; seulement on devra soigneusement éviter toute communication entre les tuyaux à air et ceux à fumée.

Les braseros et en général tous les appareils sans tuyau de dégagement ne sont pas dangereux par eux-mêmes; mais, comme

(1) Ser. Cours déjà cité.

ils n'établissent pas de ventilation, il faut qu'elle puisse être indépendante; ils ne sont donc applicables que dans les pays assez chauds pour ne pas nécessiter la fermeture des portes et des fenêtres. Dans les contrées où le chauffage ne peut être intermittent, ces appareils doivent être entièrement proscrits.

Les chaufferettes qui présentent surtout des dangers d'incendie et de congestion vers le bassin, devraient toujours être remplacées, soit par une boule d'eau chaude, soit par une brique chauffée.

Les poêles offrent de nombreux dangers. Leur ventilation est insuffisante, ils dessèchent trop l'atmosphère. Ils ont en outre l'inconvénient, quand ils sont trop chauffés, de griller les poussières; enfin, les poêles de fonte présentent peut-être des dangers spéciaux, surtout dans les premiers temps de leur usage.

Les cheminées sont, de tous nos appareils de chauffage, les plus salubres. Elles donnent cependant assez souvent une ventilation exagérée; et c'est surtout avec elles que l'on doit craindre les accidents que j'ai appelés médiats et qui sont dus à l'appel d'un air vicié provenant du dehors. A l'aide des cheminées à bouche de chaleur suffisamment larges, ces défauts, dus à une trop grande ventilation, seront de beaucoup diminués.

Quant aux autres accidents que j'ai indiqués dans le courant de ce chapitre, ils sont trop peu importants pour que je doive les rappeler ici.

CONCLUSION.

J'ai enfin terminé cette thèse, qui dépasse de beaucoup la longueur habituelle. En abordant cette étude, je ne croyais certes pas être entraîné si loin ; mais, malgré tous mes efforts, je n'ai pas pu être plus bref ; et, d'un autre côté, je n'ai pas voulu écourter un sujet favori, auquel je me suis d'autant plus attaché que je l'ai travaillé plus longtemps.

Après avoir montré l'insuccès des tentatives faites jusqu'à ce jour pour utiliser les sources de chaleur autres que la combustion, après avoir expliqué pourquoi on ne peut séparer l'étude du chauffage de celle de la ventilation, et, après avoir signalé le peu de progrès qui ont été faits depuis un siècle dans la construction des appareils destinés aux habitations privées (1), j'ai indiqué que c'étaient plutôt les combustibles que les appareils qui devaient être modifiés, et j'ai essayé de faire voir comment, guidés par l'exemple des peuples anciens, nous devions chercher à utiliser les combustibles préparés et surtout ceux qui peuvent être brûlés, sans danger, au milieu des appartements.

Au moyen du chauffage par l'hydrogène, on réalise cette condition, et, comme on n'a plus alors à redouter les accidents dus aux produits de la combustion, toute la chaleur développée peut être utilisée pour le chauffage. C'est ce qui fait que ce procédé, essentiellement hygiénique, me paraît en même temps susceptible de procurer une notable économie.

J'ai enfin cherché à prémunir contre les divers dangers que l'on peut avoir à redouter. Mais ce que j'ai surtout voulu montrer, c'est comment, dès l'origine, ces questions de chauffage et de ventilation avaient été principalement étudiées par des médecins. Il me suffira de rappeler les noms de Cardan, Savot, Perrault, Boerhaave, Venel, Morand, et tant d'autres.

(1) Je suis très-heureux que cette opinion ait été partagée par M. Ch. Joly. « Depuis Savot et Gauger, dit-il, aucun progrès notable n'a été fait dans le chauffage domestique » (*Traité du chauffage*, etc., 1869, p. 95).

Mais peu à peu, à mesure que les notions d'hygiène se sont propagées, les architectes ont cru pouvoir s'affranchir de cette espèce de tutelle exercée sur eux par les médecins, et qui les maintenait dans la bonne voie. Mais ils se sont aperçu bien vite de l'appui qui leur manquait. C'est alors que des cours d'hygiène, qui malheureusement ne peuvent être qu'incomplets, ayant été professés dans leurs écoles, l'on a laissé à eux seuls le soin de résoudre toutes ces questions. Et c'est ainsi que, recherchant plutôt les conditions économiques que les conditions hygiéniques, ils ont laissé se propager tant de nouvelles inventions dont on cache les dangers sous une apparente simplicité, et que l'on a fait accepter par la promesse d'une économie considérable.

On voit donc combien il est nécessaire, pour que le public ne soit pas dupe de pareilles découvertes, de l'éclairer sur les questions devenues si simples de chauffage et de ventilation. Mais ce n'est pas à moi qu'appartient cette tâche ; je n'ai pas l'autorité suffisante pour élever si haut ma voix, et je laisse à mes maîtres le soin de poursuivre l'œuvre commencée par leurs devanciers, et qu'eux-mêmes ont déjà entreprise.

Pour moi, « Peu jaloux de la gloire d'avoir inventé, j'avoue que rien ne m'appartient que les réflexions diverses par lesquelles j'ai tâché de mettre les choses dans un plus grand jour, et l'ordre que je leur ai donné. Je n'ai eu pour but, dans mon travail, que de me rendre utile, et je m'estimerais heureux, si je pouvais me flatter d'y avoir réussi » (1).

(1) Ces lignes sont la dernière phrase de la *Caminologie de* P. Hebrard, ouvrage auquel j'ai fait de si nombreux emprunts et qui exprime mes sentiments bien mieux que je n'eusse su le faire moi-même.

30 décembre 1868.

BIBLIOGRAPHIE

J'ai supprimé dans ces indications tout ce qui a seulement trait au chauffage et à la ventilation des édifices publics. (P. C.-L.)

I. — SOURCES DE CHALEUR.

1° SOURCES PHYSIQUES.

GUTHSMANN, hat 1716 Eine maschine erfunden, wodurch, etc., von Rohrs *Compendieuse* Haushaltungsbibl. S. 294 (cité par Roth, p. 96).

PICTET, dit *Pictet Turretini*. Essais de Physique (sur le feu), ch. IX, du Frottement. Le premier volume de cet ouvrage a seul paru, in-8°, Genève, 1791; il m'a été impossible de le trouver dans aucune des bibliothèques publiques de Paris.

MONROSI?

RUMFORD (B. Thomson, comte DE), in Essais politiques, économiques et philosophiques, etc., IXe Essai (Recherches expérimentales sur la chaleur qu'excite le frottement, lu à la Société royale de Londres le 25 janvier 1798); se trouve aussi traduit par le professeur PICTET in n° 58 de la Bibliothèque britannique.

— Expériences sur la chaleur due au frottement, in Philosophical papers, Cadel et Davies, 1802; et aussi in Transact. philosoph., LXXIe vol.

— Mémoire sur la chaleur. Paris, Firmin Didot, an XIII, in-8°, avec notice historique.

JOHN DALTON. Experiments and observations on the heat and cole produced, etc., in Journal de Nicholson, n° 11, nov. 1802.

— Expériences et observations sur le chaud et le froid produits par la condensation et la raréfaction mécaniques de l'air. Analyse par le cit. ADET, in Annales de Chimie, t. XLV (1802), p. 103.

Dr HALDAT. Recherches sur la chaleur produite par le frottement, in Journal de Physique, t. LXV (1807), p. 213.

COLLADON et STURM. Mémoire sur la compression des liquides, in Annales de Physique et Chimie, t. XXXVI (1827), p. 225.

Berthollet. Expériences sur la compressionà l'aide des balanciers, in Mémoires de la Société d'Arcueil, t. II, p. 44.

Gorris, in Annales du jardinier du New-York Farmer, sept. 1830.

Héricart de Thury. Rapport sur les applications des puits forés, par M. Bruckmann, in Bull. Soc. encour. 30e année (1831), p. 380.

— Note sur un phénomène arrivé à Gajarine, en Italie, en creusant un puits artésien, in Bull. Soc. encour., 32e année (1833), p. 175.

Gaultier de Claubry. Rapport sur l'application de la chaleur des eaux thermales à l'incubation artificielle, in Bull. Soc. encour., 30e année (1831), p. 322.

Dictionnaire en 30 vol. Art. Chaudes-aigues, avec *Bibliographie.*

Arago. Note sur la température probable des eaux du puits de Grenelle et les usages auxquels elles pourront servir, in Bull. Soc. encour., 35e année (1836), p. 32. — Extrait de Institut, n° 139.

Becquelel. Précis de nouvelles recherches sur le dégagement de la chaleur par le frottement, in Annales de Physique et de Chimie, t. LXX (1839), p. 324.

De Montureux et Francœur. Mention du compte-rendu de plusieurs communications de M. de Montureux, avec quelques observations de Francœur sur ce sujet, in Bull. Soc. enc., 39e année (1840), p. 494.

Joux. Sa proposition à l'Ac. des sciences, in C. R. Ac. des sciences, numéro du 29 nov. 1841 (t. XIII, p. 1034).

Boissat de Laverrière. Communications à l'Ac. des sciences sur la chaleur de frottement, in C. R. de l'Ac. des sciences, t. XVII (1843, 2e sem.), p. 139.

Pouillet. Mémoire sur la chaleur solaire, etc., in C. R. Ac. des sciences, t. VII (1838), p. 24.

— Traité de Physique et de Météorologie, 6e édition.

Beaumont. Note avec Description d'un appareil destiné à utiliser la chaleur développée par le frottement, in C. R. Ac. des sciences, t. XXXI (1850, 2e sem.), p. 314.

Morin. Rapport sur les appareils proposés par MM. Beaumont et Mayer, in C. R. Ac. des sciences, t. XLII (1856, 2e sem.), p. 719.

Beaumont et Mayer. Réclamations in C. R. Ac. des sciences, t. XLII (1856, 2e sem.), p. 802 et 803.

A. Chevallier. Mémoire sur les incendies et les inflammations spontanées, in Ann. d'Hyg. et de Méd. légale, 1e série, t. XXIV, p. 309, 323, 357, Fermentation ; — 327, Frottement ; — 331, Rayons solaires, etc.

— Sur l'emploi économique des eaux des machines à vapeur, avec détails sur Chaudes-Aigues, in Ann. d'Hyg. et de Méd. légale, 1re série, t. XLIII, p. 322 (1850).

PELOUZE. Art. Chauffage in Dict. de la conversation, 2e édition (1853), t. V, p. 335.

CAZIN. La chaleur, avec figures, in Bibliothèque des merveilles. Paris, Hachette, 1867, in-12.

— Conférence in Revue des Cours scientifiques, 4e année, 1867, n° 35, p. 555.

Voir aussi les traités de physique, et surtout :

ENCYCLOPÉDIE MÉTHODIQUE, art. Compression, 1714.

DAGUIN. Traité de Physique.

PÉCLET. De la Chaleur, etc.

PRIVAT-DESCHANEL et FOCILLON. Dictionnaire des Sciences, art. Frottement, Chaleur, etc., 1868.

DICTIONNAIRE DE MÉDECINE ET DE CHIRURGIE PRATIQUES, art. Chaleur.

2° SOURCES CHIMIQUES.

HEIZUNG OHNE FEUER. Mittel des apothekers Carette Sobies, in Reichs Anz. 1798, n° 396 und 239, S. 2747 (cité in Litteratur von Roth, p. 99).

CHRISTIN. Hat, zu Berlin, einen Ofen erfunden der ohne Feuer heizt, in Notice de l'Almanach sous verre des Associés à Paris, 1790 (cité in Litteratur von Roth, p. 87).

CHAPTAL a noté le dégagement de chaleur bien connu pendant la fermentation des vins.

DE CANDOLLE. Sur le chauffage des serres en Angleteree, in Biblioth. universelle, février 1829, et aussi in Bull. Soc. encour., 28e année (1829), p. 176.

HESS. Recherches sur la quantité de chaleur dégagée par les combinaisons chimiques, in Ann. de Physique et de Chimie, t. LXXIV (1840), p. 323 ; — t. LXXV (1840), p. 81 ; — t. IV, 2e série (1842), p. 211 et 290. — Ce mémoire fut lu le 16 octobre 1840 à l'Acad. imp. des sciences de Saint-Pétersbourg.

Dr TH. ANDREWS. Sur la chaleur développée pendant la combinaison des acides et des bases, publié in Transact. de l'Acad.

royale d'Irlande, extrait par M. Pierre in Ann. de Physique et de Chimie, 3e série, t. IV (1842), p. 316.

Th. Graham. Expériences sur la chaleur dégagée par les combinaisons chimiques, in Philosophical Magazine. — Extrait in Ann. de Physique et de Chimie, t. VIII, 3e série (1843), p. 151 ; et t. XIII, 3e série (1845), p. 188.

Berthelot. Du rôle de la chaleur dans les combinaisons organiques, in Revue des Cours scientifiques, 2e année (1864-65), p. 441 et suiv.

Voir aussi les divers traités de chimie, et la Bibliographie, art. *Combustion.*

II. — TRAITÉS GÉNÉRAUX.

Péclet. Traité de la chaleur, considérée dans ses applications; 1re édit., Paris, 1829; 2 vol. et atlas in-4.

— 3e édit., revue par M. Ser, 3 vol. in-8; Paris, 1860.

Londe. Nouveaux éléments d'hygiène, 2 vol. in-8, 2e édit., 1838; 3e édit., 1847.

Michel Lévy. Traité d'hygiène publique et privée, 1re édit., 2 vol. in-8; J.-B. Baillière, 1844 et 1845.

J.-B. Monfalcon et P.-I. de Polinière. Traité de la salubrité dans les grandes villes; J.-B. Baillière; 1846.

Becquerel. Traité élémentaire d'hygiène privée et publique, 1re édition, Paris, 1851.

— 3e édition, avec additions et *bibliographie*, par le Dr Beaugrand; Paris, Asselin, 1864.

Ser. Cours de physique industrielle, professé à l'École centrale, 1865-66; rédigé et lithographié par les élèves.

H. Valérius. Les applications de la chaleur; cours professé à Bruxelles en 1867 (lithographié).

III. — HISTOIRE.

Pline-le-Jeune. Nombreux détails sur le chauffage des habitations privées. Epist. 17, liv. ii.

L.-B. Albert. L'architecture et art de bien bastir. Traduit du latin en français, par deffunct Jean Martin. Paris, Jacques Kerner, 1553, in-fol. Primum excussum Florentiæ, per Alamannum anno 1485.

Serlio (Sebastiano Bolognese). Regole Generali di architettura, in Venetia, 1540. Traductions françaises de 1545 et 1550; in-folio.

J. Cardan. De subtilitate. 1550.

Kessler (Franz). Holzparkunst. In-4. Frankf. 1519 (*sic.* in Litteratur von Roth).

Keslar. Espargne-bois, c'est-à-dire nouvelle et par ci devant non commune ni mise en lumière, invention de certains et divers fourneaux artificiels par l'usage des quels on pourra annuellement espargner une infinité de bois, etc., escrite primitivement en allemand, etc., avec fig. par François Keslar, peintre et habitant à Francfort-sur-le-Mein, maintenant publié en françois, etc., par Jean-Théodore de Bry, marchand libraire, etc., bourgeois d'Oppenheim, qui est sur le Rhin. M.DC.XIX, in-4.

Iean Bernard P. Sauvegarde pour ceux qui craignent la fumée, et instruction pour faire cheminées neufves, pour arrêter l'incommodité de la fumée, l'accident du feu, et naissance de la suie. Plus un Traicté des entonnoirs, le tout d'artifice et invention nouvelle, rare et profitable au public. Dijon, par Claude Guyot, imprimeur ordinaire du roy. M. DC. XXI. In-12.

De L'Orme (Philibert). OEuvres à Paris, chez Reynauld Chaudière, à l'Escu de Florence. MDCXXVI, in-fol.

Savot (Loüis). Architecture française des bâtiments particuliers; 1re édition, 1624.

— Dernières éditions avec notes de Blondel, 1673 et 1685.

Perrault. Les dix livres d'architecture de Vitruve, traduit par Perrault. Paris, J.-B. Coignard; 1684, in-fol.

— Nouvelle édition par E. Tardieu et A. Coussin. Paris, 1837.

Dalesme. Réflexions de M. de La Hire, sur la machine qui consume la fumée, inventée par M. Dalesme. In Mém. de l'Acad., t. X, p. 692; et aussi Journal des Savants, 1686, p. 83. — Avec figure par Justel. in Transac. philosoph., 1686, n° 181. Et Caminologie (voir plus loin).

Pitiscus. Lexicon Antiquitatum Romanorum, 1713. Leovardiœ, 2 vol. in-fol.

Dom Bernard de Montfaucon. L'antiquité expliquée et représentée avec figures; t. III. (Les usages de la vie.) Paris, MDCCIX, in-fol.

Chev. de Jaucourt. Article Cheminée. In Encyclopédie de Diderot, 1751.

Caminologie, ou Traité des cheminées, avec préface : Dissertation sur les cheminées des anciens, et figures. A Dijon, chez F. Desventes, 1756, in-8.

Ce livre, sans nom d'auteur, est de Dom Pierre Hébrard.

WINKELMANN. Monumenti antichi inediti, 2 volumes. Roma, MDCCLXVII, in-fol.

DICTIONNAIRE DE TRÉVOUX. Article Cheminée, t. II, p. 502, 1771, in-fol.

BUSCH. G. C. B. Versuch cines handbuchs der Erfindungen. Eisenach, in-8, 1792. Vierte Band (Erfindung der Oefen).

FEUERUNG, etc. Mit Abhandlung über die Rauchfsänge der Alten mit kumpf. gr. 8. Wien, 1795. Allgem. litt.Zeit., 1795. sept.

ROTH. Holzersparende Ofen, etc., nebst angefügter *Litteratur* der holzsparkunst. Nürnberg und Altdorf. 1802, in-8. — Ce livre contient une *bibliographie* de 64 pages sur les ouvrages parus en Allemagne et ayant trait à l'économie des combustibles. (P. C. L.)

GUYTON (de Morveau). Notice sur les progrès de l'art de se chauffer économiquement, in Annales de chimie, t. XLI (an X), p. 85.

LE PALAIS DE SCAURUS, ou Description d'une maison romaine. 2e édit. F. Didot. Paris, 1822. — Cet ouvrage, sans nom d'auteur, est de MAZOIS.

GIRAULT-DUVIVIER. Encyclopédie de l'antiquité, 4 vol. in-8. Paris et Bruxelles, 1830, t. I, p. 200, article Cheminées.

DESOBRY. Rome sous Auguste; 4 vol. in-8.

HUDSON TURNER. Some account of domestic architecture in England from the conquest to the end of the thirteenth century. 8 vol. Oxford, 1851.

DE LABORDE. Notice sur les émaux, etc. Vinchon, Paris, 1853. — IIe partie : Documents et Glossaire, p. 209 et suivantes.

VIOLLET-LE-DUC. Dictionnaire raisonné de l'architecture française, du XIe au XVIe siècle, t. III, p. 194. Article Cheminée.

RICH. (Trad. française sous la direction de M. CHÉRUEL). Dictionnaire des antiquités romaines et grecques. Paris, Didot, 1859. Articles Focus, Foculus, Caminus, Hypocaustum, Acapna, Cocta, etc., etc.

FONSSAGRIVES. La maison chez les anciens. In Ann. d'hyg. et de méd. légale; 2e série, t. XXIX (avril 1868), p. 400.

LITTRÉ. Dictionnaire de la langue française (en cours de publication). Articles Cheminée, Poêle.

IV. — COMBUSTIBLES.

1° COMBUSTIBLES SOLIDES.

DÉLIBÉRATION de la Faculté, en 1520, sur les dangers de la houille.

DE LAMBERVILLE. L'OEconomie ou mesnage des terres inutiles, etc.; in-12, 1631. (Avec de nombreuses attestations, entre autres une de la Faculté du 22 janvier 1626; P. C. L.)

MARTINI SOOCKII. Tractatus de Turffis seu crespitibus Bituminosis, etc., Groningæ; typis Johannis Cœlleni, 1658, in-12.

CH. PATIN. Traité des Tourbes combustibles (avec portrait de l'auteur). Paris, Jean du Bray et Pierre Variquet. MDCLXIII (avec *Bibliographie* antérieure, P. C. L.).

TRIEWALD. Théorie complète de tout ce qui regarde le charbon de terre (traduit du suédois), in Journ. œconomique, mai et novembre 1752.

MORAND. Divers ouvrages sur la houille et son extraction, entre autres : du Charbon de terre et de ses mines. Paris, 1769, in-f°.

— Mémoire sur la nature, les effets, propriétés et avantages du charbon de terre. Paris, 1770, in-12, avec fig.

— Thèse de Villiers (voir Accidents).

PROCÉDÉS pour employer le charbon de terre; cahier imprimé par le Gouvernement, 1770.

GENNETÉ. Connaissance des veines de houille ou de charbon de terre. In-8°. Nancy et Liége; D. de Boubers, MDCCLXXIV.

INSTRUCTIONS sur l'usage de la houille, plus connue sous le nom impropre de charbon de terre; publiée par ordre des États de la province de Languedoc. Avignon, MDCCLXXV, avec figures. (Ce livre, sans nom d'auteur, est de Gabriel-François VENEL, d. m., professeur de médecine à Montpellier; P. C. L.)

LAVOISIER. Outre divers mémoires sur la combustion : Expériences sur l'effet comparé des différents combustibles, in Histoire de l'Ac. des sciences pour 1781, p. 379.

LE FRANCQ DE BERKLEY. Géographie physique, naturelle et civile de la Hollande. 4 vol., Bouillon, 1782; t. II, Histoire des tourbes. (Traduit du hollandais.)

HASSENFRATZ. Comparaison des charbons de terre, in Mém. des sav. étrangers pour 1786.

HENRIQUEZ. Moyens de prévenir la disette de bois. (Mém. couronné par l'Ac. des sciences de Chalons.) Paris, 1787, in 12.

PFEIFER. Histoire du charbon de terre et de la tourbe, etc. (Traduit de l'allemand.) Paris, P. de Lormel, 1787, in-12.

RÉCICOURT. Sur la Tourbe carbonisée, in Bull. Soc. enc., 2e année (an XI-XII), p. 35; et 3e année (an XII-XIII). Discussion à ce sujet, p. 279.

SILVESTRE. Nécessité d'économiser le combustible. Propositions à ce sujet in Bull. Soc. enc., 4e année (1806), p. 134.

THOMAS. Mémoire relatif à l'emploi de la houille pour le chauffage domestique. Rapport par GILLET-LAUMONT, in Bull. Soc. enc., 4e année (1806), p. 52.

G. L. HARTIG. Traduit par BAUDRILLART. Expériences physiques sur la combustibilité des bois. Paris, 1807, in-12.

RUMFORD (Benjamin Thomson, comte DE). Recherches sur la chaleur développée dans la combustion. (Lu à l'Institut, 24 fév. et 30 nov. 1812). Paris, Éverat, in-8°. 1812. Analyse par Cuvier, in Mém. Ac. des sciences, 1812, p. lxxxiij.

— Recherches sur le bois et le charbon. (Lu à l'Institut le 30 nov. 1811.) Paris, Éverat, in-4°, 1811; in-8°, 1813.

DE LA CHABEAUSSIÈRE. Extrait d'une Notice sur le chauffage avec la houille, in Bull. Soc. enc., 11e année (1812), p. 238.

— Extrait d'un Mémoire sur les avantages comparés des divers genres de chauffage, in Bull. Soc. enc., 12e année (1813), p. 287.

ROBERTSON BUCHANAN. Economy of fuel, etc.; 1 vol. in-8°. Glascow, 1815, avec 4 planches. Mentionné in Ann. de physique et de chimie, t. III (1816), p. 118.

WELTER. Observations sur la quantité de chaleur dégagée de la combustion. Vérification de la loi, in Ann. de phys. et de chimie, t. XXVII (1824), p. 223.

BERTHIER. Analyse des cendres de diverses espèces de bois, in Ann. de phys. et de chimie, t. XXXII (1826), p. 240.

— Examen de quelques combustibles, in Ann. de phys. et de chimie, t. LIX (1835), p. 225.

DE SAUSSURE. Travaux sur les cendres, in Journal de physique, t. LI, p. 9.

MARCUS BULL. Nouveau procédé pour faire le charbon de bois, in Ann. de phys. et de chimie, t. XXXIV (1827), p. 221. — D'après Journal of science.

— Expériences pour déterminer la chaleur produite par la combustion de differ. bois, in Bull. Soc. enc., 26e année (1827), p. 80 et 133.

C. Despretz. Extrait d'un travail sur la chaleur, in Ann. de phys. et de chimie, t. XXXVII (1828), p. 180.

Parent-Duchatelet. In Mémoire sur les débardeurs de la ville de Paris, in Ann. d'hyg. et de méd. légale, t. III (1830), p. 247. Notice historique sur le bois amené à Paris par le moyen du flottage.

Baudrillart. Mémoire sur le déboisement des montagnes, etc., in Bull. Soc. enc., 30e année (1831), p. 75 et 128.

Enquête sur les houilles. 1862. Imp. royale, 1833.

V. Regnault. Recherches sur les combustibles minéraux, in Ann. de phys. et de chimie, t. LXVI (1837), p. 337. — Avec *indication bibliographique :* Thomson, in Annales of philosophy, t. XIV (1820); — Kartsen; — Th. Richardson, in Ann. de pharmacie de Liebig (1836 ou 37).

Ladoucette (Baron de). Trois discours prononcés à la tribune législative, en 1837, sur le déboisement des forêts.

Note sur le défrichement des forêts, avec la suite des édits ayant rapport à cette question, in Bull. Soc. enc., 37e année (1838), p. 434.

Devron, Desbordes et Boudon. Nouveau moyen de carbonisation de la tourbe, in Bull. Soc. enc., 37e année (1838), p. 34.

Ebelmen. Recherches sur la carbonisation du bois, in Bull. Soc. enc., 52e année (1843), p. 214; — Extrait de C. R. Ac. des sciences, avril 1843.

E. Chevandier. Recherches sur la composition élémentaire des différents bois; rendement d'un hectare de forêts; in Ann. de phys. et de chimie, 3e série, t. X (1844), p. 129.

De Colmont. Observations sur la valeur des houilles, in Bull. Soc. enc., 46e année (1847), p. 149.

Brogniart (Ad.). Exposé des motifs d'une proposition de plusieurs prix, etc,; in Bull. Soc. enc., 46e année (1847), p. 698.

Violette. Mémoire sur la carbonisatiou du bois, in Bull. Soc. enc., 47e année (1848), p. 479 et 697; description et figures des appareils.

— Nouveau Mémoire, in Bull. Soc. enc., 52e année (1853), p. 748.

— Rapp. par Balard, in C. R. Ac. des sciences, 1853; et Bull. Soc. enc., 2e série, t. 1 (1854), p. 66.

James Palmer Budd. Perfectionnement pour la fabrication du coke, in Bull. Soc. enc., 51e année (1852), p. 354. — Extrait de Repertory of patent invent., mars 1851.

A. Burat. De la Houille. Traité théorique et pratique des combustibles minéraux. 1 vol. in-8°, 1851.

— Aperçu statistique de la production et de la consommation de la houille en France, in Ann. du Conservatoire, t. II (1862), p. 78.

Guillet annonce avoir trouvé le moyen de carboniser la houille tertiaire, etc.; in Bull. Soc. enc., 50e année (1851), p. 604.

William Benson Stones. Améliorations obtenues dans l'exploitation de la tourbe, etc.; in Bull. Soc. enc., 52e année (1853), p. 100. — Extrait de Repertory of patent invent., avril 1852.

De Reiffenberg. Art. Houille in Dictionn. de la conversation.

Maréchal Vaillant. Rapp. présenté à l'Emper. sur la situation de l'Algérie en 1853. — Extrait in Bull. Soc. enc., 2e série, t. I (1854), p. 441.

C.-W. Williams. The combustion of coal. London, 1854.

Lamé-Fleury. De la Propriété souterraine en France, in Revue des deux Mondes. 1er oct. 1857-1er juin 1858.

De Marsilly. Étude sur les principales variétés de houille, in Bull. Soc. enc., 2e série, t. V (1858), p. 427.

De Carnal. Richesses houillères, etc.; in Bull. Soc. enc., 2e série, t. VI (1859), p. 523. — Extrait de Journal of the Society of arts.

Dr J. Maccowan. Extrait d'une communication faite le 3 févr. 1860 devant la Société des arts de Londres, in Bull. Soc. enc., 2e série, t. VII (1860), p. 524. (Richesses de houille au Japon.)

E. Frémy. Recherches sur les combustibles minéraux, in C. R. Ac. des sciences. — Extrait in Bull. Soc. enc., t. VIII (1861), p. 170.

Jobard. Mémoire sur les pertes dues à la combustion. — Extrait in Bull. Soc. enc., 2e série, t. VIII (1861), p. 124.

Tardieu. Dict. d'hyg. et de salubr. publiques, art. Combustibles, 2e édit., 1862. — Avec *Bibliographie*.

Houille en Chine. Mode d'exploitation; in Bull. Soc. enc., 2e série, t. X (1863), p. 381. — Extrait de The practical mecanic's Journal.

Wurtz. De la Combustion. Conférence faite à la Sorbonne, in Revue des Cours scientifiques, 1re année (1863-64), p. 234.

EDWARD HULL. Gisement de houille au Brésil, in Bull. Soc. enc., 2e série, t. XI (1864), p. 635.

Dr URE. Détermination de la valeur calorifique des combustibles, in Ann. du Génie civil, 4e année (1865), p. 680. — Extrait de The Engineer.

VUILLEMAIN. Causes de la pénurie de combustibles à la fin de 1865, in Bull. Soc. enc., 2e série, t. XIII (1866), p. 698. — Extrait du Bulletin de l'Industrie minérale.

CH. HODGSON, de Portarlington. Mémoire sur la préparation de la tourbe. — Extrait par le général MORIN, in Ann. du Conservatoire, t. VII (1866-67), p. 12.

SIMONIN. La Vie souterraine.

— La houille et les houilleurs. — Combustibles de l'avenir. — Conférence faite au Cercle agricole, in Revue des Cours scientifiques, no 8, 23 février 1867.

CHALMETON. Sur l'Industrie houillère du départ. du Gard, in Bull. Soc. enc., 2e série, t. XIV (1867), p. 586.

Dr FLECH. Sur les combustibles fossiles, in Bull. Soc. enc., 2e série, t. XV (1868), p. 27.

Voir aussi les ouvrages de LEPLAY et VICTOR CHEVALLIER, et les ouvrages allemands, très-nombreux, indiqués dans la *Bibliographie* de ROTH. (Voir plus haut.)

2° COMBUSTIBLES LIQUIDES.

MENTION de fourneaux chauffés dans l'usine de M. Pauwels, à l'aide de bitume seul ou de goudron. In Bull. Soc. enc., 48e année (1849), p. 568.

M. C. COKE. Des gisements d'asphalte, de bitume, de pétrole et de naphte. In Bull. Soc. enc., 2e série, t. VI (1859), p. 553. (Extrait de Journal of the Society of arts.)

SUR LES HUILES MINÉRALES d'Amérique et le procédé d'extraction. In Bull. Soc. enc., 2e série, t. VIII (1861), p. 115. (Extrait de American railway Review.) Nouveaux renseignements, id., p. 560. (Extrait de Journal of Society of arts.)

SUR LA PURIFICATION des huiles minérales (en note quantités exportées). In Bull. Soc. enc., 2e série, t. IX (1862), p. 671. (Extrait de The Technologist, nov. 1862.)

HUILES MINÉRALES naturelles, ou huiles de pétrole. Aperçu historique. Exploitation. Usage. Provenance. In Ann. du Génie civil 1863 (2e partie), p. 326.

J. Rambosson. Grand avenir auquel est appelée l'huile de pétrole. In Ann. du Génie civil, 1863 (2e partie), p. 403.

Dangers de l'huile de pétrole. In Ann. du Génie civil, 3e année (1864), p. 193.

Chevallier. Purification des huiles de pétrole. In Ann. d'hyg. et de méd. légale, 2e série, t. XXI (1864 1°), p. 324.

Mention de tentatives faites en Angleterre et en Amérique, pour chauffer les machines à vapeur avec le pétrole. In Ann. du Génie civil, 3e ann. (1864). p. 397.

D. H. Brandon (traduction par A. Norman Tate). Du Pétrole et de ses dérivés. In Ann. du Génie civil, 3e année (1864), p. 697.

Sur l'emploi de l'huile de pétrole comme combustible dans les chaudières à vapeur de M. H. Paul. In Bull. Soc. enc., 2e série, t. XII (1865), p. 118. (Extrait de The Artisan.)

Sur la variété de Houille dite Cannel-Coal, du Flintshire (Angleterre). In Bull. soc. enc., 2e série, t. XIII (1866), p. 291. (Extrait du The Technologist.)

Manuel Roret. Huiles minérales, par Mugnier. 1867.

Bégue et Comp. Présentation de fourneaux et appareils de chauffage par l'huile de pétrole. In Bull. Soc. enc., 2e série, t. XIV (1867), p. 801.

Julien Cau. Brochure sur l'huile de pétrole.

Soulié. Du Pétrole et de ses dérivés. Lacroix, Paris, 1868.

Deux autres brochures présentées à l'Académie des sciences en octobre ou novembre 1868.

3. COMBUSTIBLES GAZEUX ET CHAUFFAGE PAR LE GAZ.

Philippe Lebon. Thermolampes ou poêles, etc. Paris, Pougens, an XI; in-4 de 8 pages. (Lu à l'Institut l'an VII.)

Vve Lebon. Mémoire sur la distillation du bois, adressé à MM. les membres de la Société d'encouragement de Paris. — L'auteur, 1811; in-4 de 8 pages.

Thermolampe, de M. Wentler (de Moravie), décrit par M. de Carro. In Bulletin Société enc. 3e année (an XII-XIII), p. 241.

Payen. Rapport sur l'observation de M. Nichault, par l'emploi de l'eau comme combustible. In Bull. Soc, enc.; 26e année (1827).

Gros et Merle.
Gérentet.
Jobard.
} Communications à l'Académie des sciences. In C. R. Ac. des sc., ann. 1838, 2e sem., t. VII, pp. 598, 709, 620, 672.

EBELMEN. Recherches sur la production et l'emploi des gaz combustibles. Transformation des combustibles en gaz. In Ann. des mines, 4e série, t. III, p. 207 (1843).

HUGUENET. Note sur les applications du gaz de l'éclairage. In C. R. Acad. des sciences, t. XXII (1846, 2e semestre), p. 1159.

G. H. BASCHOFFNER et N. DEFRIES. Chauffage au gaz. Incandescence sans combustion. In. Bull. Soc. enc., 51e année (1852), p. 783. (Extrait de Repertory of patent inventions, août 1851.)

V.-A. JACQUELIN. Considérations sur la fabrication économique de l'hydrogène. In Bull. Soc. enc. 51e année (1852), p. 474.

— Rapport sur la production du gaz de l'eau, d'après le procédé de M. Gillard. In Bull. Soc. enc. 51e année (1852), p. 481.

JOBARD. Communication sur le chauffage au gaz hydrogène. In Bull. Soc. enc. 2e série, t. II (1855), p. 471. Et aussi Bull. Soc. enc. 2e série, t. VIII (1861), p. 124.

GILLARD. Chauffage de Paris à bon marché. Paris, 1856, in-4 (brochure).

— Chauffage et éclairage par le gaz platine. — Réponse, etc. Paris, 1856, in-4 (brochure).

MASSON. Chauffage au gaz. In Bull. Soc. enc. 2e série, t. II (1856), p. 437; et 2e série, t. V (1858), p. 100 et 201. Avec *Mention d'articles précédents.*

1re série, t. X (1811), p. 236. — T. XXXII (1833), p. 324. — T. XXXIX (1840), p. 268. — T. LI (1852), p. 783.

P. KNUDSEN. Voir Accidents.

DE COMMINES DE MARSILLY. Mémoire sur les gaz que produisent les diverses qualités de houille. In Bull. Soc. enc. 2e série, t. XI (1864), p. 21. (Extrait de Annales de phys. et de chimie.)

M. LEGRAND. Nouvel éclairage de la place de l'Hôtel-de-Ville, et la question de la production économique d'oxygène. In Illustration. 26e année, numéro du 25 janvier 1868.

RICHE. Le chaud et le froid. Conférence faite à la Sorbonne. In Rev. des cours scientif., 5e année, n° 13; 29 février 1868.

MALLET. Note adressée a l'Acad. des sciences sur la production d'oxygène. In Union médic. du 29 février 1868.

A.-A. VIAL. Note adressée à l'Acad. des sciences sur la production d'hydrogène. In Union médic. 4 juin 1868.

4° AGGLOMÉRÉS ET COMBUSTIBLES DIVERS, etc.

SUREAU. Boules combustibles. In Hist. Acad. des sciences, an 1757, p. 180.

CARREY. Son procédé de préparation pour pelottes, briques, ou boules de houille avec de la terre glaise. In Cahier imprimé par le gouvernement, sous le titre de : Procédés pour employer le charbon de terre. 1770.

VENEL. Voy. *Instructions*, etc., art. Combustibles.

BERTHOLLET. Observation relative aux moyens d'augmenter la quantité de chaleur, etc. In Ann. de chymie, t. XLI (an X), p. 177. (Extrait de journal britannique (1802). N° 144 : Observation relative of the means, etc. Moyen donné par Rumford. (Berthollet.)

LHEULLIER. Présentation de combustible aggloméré. In Bull. soc. enc., t. XIII (1814).

SIR W. CONGRÈVE. Méthode pour réduire de moitié la consommation des combustibles. In Ann. de phys. et de chimie, t. XII (1819), p. 69.

— Rapport sur les expériences faites à Saint-Louis à ce sujet; même volume, p. 440.

DUCPÉTIAUX. Questions relatives à l'hygiène, etc. In Ann. d'hyg. et de méd. lég., t. IX, p. 272 et 286 (1833).

PIMONT. Notice sur un nouveau combustible. Rapport par PÉCLET. In Bull. Soc. enc., 33e année (1834), p. 172.

JOYCE et DELESSERT. Voir accidents.

PITAY. Nouveau combustible. In C. R. Acad. des sciences, t. VI (1838), p. 437.

NEWTON. Fabrication d'un combustible artificiel. In Bull. Soc. enc., 43e année (1844), p. 187. (Extrait de London journal of arts, décembre 1843.)

W. WYLAN. Préparation d'un nouveau combustible. In Bull. Soc. enc., 43e année (1844), p. 314. (Extrait de Repertory of patent inventions, mars 1844).

FERNANDEZ. Briquettes pyrogéniques. Rapport de M. SYLVESTRE. In Bull. Soc. enc., 48e année (1849), p. 323.

POPELIN-DUCARRE. Mémoire sur le charbon de Paris, et observations de M. PÉLIGOT. In Bull. Soc. enc., 48e année (1849), p. 135. — Rapport par EBELMEN. In Bull. Soc. enc., 50e ann., (1851), p. 389 et 734.

HENRY WALKER WOOD. Nouveau mode de chauffage. In Bull. Soc. enc., 51e ann. (1852), p. 355. (Extrait de Repertory of patent invent. Juillet 1851.)

WILLIAM REES. Procédé de préparation d'un combustible. In Bull. Soc. enc., 51e année (1852), p. 226. (Extrait de Mechanic's Magazine. Juillet 1851.)

Busson du Maurier. Mention d'un nouveau combustible. In Bull. Soc. enc., 2e série, t. I (1854), p. 420.

Lesénécal. Buscools. In Bull. Soc. enc., 2e série, t. II (1855), p. 125.

Durand. Nouveau combustible. In Bull. Soc. enc., 2e série, t. II (1855), p. 379.

Max Evrard. Machine pour fabriquer les agglomérés, avec note. In Bull. Soc. enc., 2e série, t. VI (1859), p. 410.

Lespiau et Guérard. Voir Accidents.

Th. Chateau. Mémoire sur la chapapote. In Ann. du Génie civil, 3e année (1864), p. 66.

L. Grüner. Notice sur l'agglomération des combustibles minéraux, avec historique et *Indications bibliographiques* nombreuses. In Bull. Soc. enc., 2e série, t. XI (1864), p. 599. (Extrait de Ann. des mines.)

Agglomérés. Procédé Tregomini. In Ann. du Génie civil, 4e année (1865), p. 204.

— Procédé Jarlot. In Ann. du Génie civil, t. II 2e (1863), p. 322.

— Procédé Mazeline et Couillard. In Ann. du Génie civil, 2e année (1863), p. 96.

Guérard-des-Lauriers. Note sur le dosage de la quantité de brai et de goudron contenus, etc. In Bull. Soc. enc., 2e série, t. XIV (1867), p. 637.

De Saint-Paul. Allumettes landaises. In Bull. Soc. enc., 2e série, t. XV (1868), p. 185.

V. — CHAUFFAGE ET VENTILATION.

G***. La Mécanique du Feu, ou l'Art d'en augmenter les effets et d'en diminuer la dépense. — Première partie, contenant le traité de nouvelles cheminées, etc. Paris, Jacques Estienne et Jean Jombert, MDCCXIII, in-12, avec planches; 2e édition. Paris, 1749. — Autre édition. Amsterdam, 1714.

[Cet ouvrage est de Gauger (Nicolas). Voir Histoire, P. C. L.]

Désaguliers. Fires improv'd : Being a new method, etc.; written in french by Mr Gauger, made english, and improved by J.-T. Désaguliers, M. A. F. R. S., London, 1715. (Traduction de l'ouvrage précédent. P. C. L.)

Horst (Anton.-Henr.) La Méchanique du feu, etc., in franzœsischer Sprache beschrieben von M. G*** Aujezo, ins Deutsche übersezt, etc. 8°. Hannov., 1717.

GAUGER. 1° Nouvelles constructions de cheminées et analyse de la Mécanique du feu; 2° Poêles fort sains; in Collection des machines et inventions approuvées par l'Académie royale des sciences, t. IV (1720), p. 11 et 15, n°s 218 et 222.

BOERHAAVE (Hermann). Elementa Chimiæ, etc.; apud Isaacum Severinum. Lugdunum, MDCCXXXII, 2 vol. in-f°. — De Igne, p. 126 à 385.

B. FRANKLIN. An Account of the new-invented Pennsylvanian Fire-places, etc. Philadelphia, printed and sold by B. Franklin, 1744.

— On the causes and cure of smoky chimneys, in the Transactions of the american philosophical Society, 1785. — Plus tard tiré à part.

— Œuvres, traduites de l'anglais par BARBEU-DUBOURG; 2 vol. Quillau et Esprit, MDCCLXXIII : Description des nouveaux chauffoirs de Pensylvanie, t. II, p. 6. — Lettre sur l'usage des cheminées tant en été qu'en hyver (Londres, 2 déc. 1758), t. II, p. 200.

CAMINOLOGIE. Voir Bibliographie, Histoire.

PELLOUTIER. Dissertatio de aeris renovatione ad præcavendos curandosque morbos efficaci. Hallæ, 1775, in-4°.

COINTEREAUX. Le Chauffage économique, ou Leçons élémentaires, avec lesquelles chacun pourra chauffer à peu de frais l'intérieur de sa maison ou de son appartement; à Paris, in-4°, 1792. — Mit 3 Kupfern. Allgem. Litt. Zeit., 1792 oct.

CLAVELIN. Principes de la statique de l'air et du feu, etc.; publié in Dictionn. de physique, t. II de l'Encyclopédie méthodique, et Rapport par HALLÉ et JUMELIN, in Annales de chimie, t. XXXIII (an VIII), p. 172.

GUYTON, BARDEL, LASTEYRIE, DE CANDOLLE. Rapport de la Commission de chauffage, in Bull. Soc. enc. 1re année (an X-XI), p. 77.

RUMFORD (Benjamin, comte DE). Essais politiques, économiques et philosophiques; traduits de l'anglais par L. M. D. C. (le marquis de Courtivron). Genève, chez G.-S. Manget, 1799; 2 vol. in-8° avec planches (contenant les 9 premiers Essais).

IVe Essai. Des Cheminées et de leurs foyers, etc.

VIe Essai. De la Conduite du feu et de l'économie du combustible.

— Essais, etc., de XIe à XVe; traduits de l'anglais par Tanneguy de Courtivron. Paris, Cocheris, 1806, in-8°.

XIe Essai. Observations supplémentaires concernant les foyers de cheminées à la Rumford.

XIIe Essai, concernant la salubrité des chambres chaudes, etc.

XIVe Essai. Nouvelles observations concernant la conduite du feu dans les foyers fermés.

— Essays political, economical and philosophical; 4 vol. in-8°. London, 1796 1802.

L. Costaz. Discours prononcé à l'ouverture de la séance générale, le 9 messidor. In Bull. Soc. enc., 2e année (an XI-XII), p. 5.

Montgolfier. Description et usage d'un calorimètre, etc., in Journal des mines, t. XIX (1806), p. 67.

Sur le Chauffage domestique. In Bull. Soc. enc., 5e année (1806-1807), p. 108 et 128.

Molard, Ampère, Bardel, Montgolfier, Gay-Lussac. Rapport sur les expériences faites au Conservatoire avec divers appareils de chauffage, etc., in Bull. Soc. enc., 8e année (1809), p. 23.

Lullier-Winslow. Art. Chauffage, in Dictionn. des Sciences médicales. Panckoucke, 1813 (60 vol.).

J.-B. Bérard. Mémoire sur le chauffage, publié par ordre du ministre de l'Intérieur (an).

Bouriat résume la question du chauffage, in Rapp. sur app. Picard, in Bull. Soc. enc., 14e année (1815), p. 191.

Dr Cauvin. Des bienfaits de l'insolation. Thèse de Paris, 1815 n° 285.

A. Meyler. Observations on the ventilation and on the dependances of heat on the purity of the air wich we respire. London, 1818.

Davis Gilbert. On the Ventilation of rooms and the draught of chimneys, in Quarterly Journal of sciences for april 1822.

Dictionnaire technologique. Articles Chauffage, Chaufferettes, Cheminées, Ventouses, etc. Paris, Thomine et Fortic, 1824.

Allgemeine Encyclopœdie der Vissenchaften, und Künste von J.-C. Ersch und J.-B. Gruber. Leipsig, 1832. Art. Holzsparkunst (Fr. Thon.).

Th. Tredgold. The Principles of warming and ventiling public buildings, dweling houses, etc., 3e édit. London, 1836, in-8°.

— Traduit par T. Duverne. Principes de l'art de chauffer et d'aérer les édifices publics, les maisons d'habitation, etc. Paris, Bachelier, 1825, in-8°.

Mickleham. Theory and pratice of warming and ventiling public edifices and other buildings.

— Practical observations on ventiling and warming, etc., containing a view of the deleterious effects of vitiated air, etc. London, 1829, in-8°.

HAMON. Art de chauffer, ou Traité des moyens de mettre à profit la chaleur qui émane des appareils de chauffage. Paris, 1829, in-8°. [La 1re partie, traitant des principes élémentaires, est seule parue et forme 1 vol. in-8e de 300 pages, avec 6 planches. P. C. L.]

W.-S. INMANN. Report of the Committee of the House of Commons on ventilation, warming, etc. London, 1836, in-8°.

C. J. RICHARDSON. A popular Treatise on the warming and ventilation of buildings, etc. In-8°, London, 1837.

P.-A. PIORRY. Dissertation sur les habitations privées, présentée au concours pour la chaire d'hygiène à la Faculté de médecine de Paris le 30 déc. 1837.

Dr ARNOTT. Warming and ventilation, etc. London, 1838.

NEIL ARNOTT (le même que Dr Arnott). On the smokeless Fire-place, Chimney-valves and other means of obtaining healthful warmth and ventilation. London, 1855.

SUSLEAU a envoyé en 1838, à l'Ac. des scieuces, un mémoire sur le chauffage de l'intérieur des habitations.

Dr RODDE. Exposer les effets divers du chauffage par rayonnement ou par communication sur l'économie animale. IVe question. In Thèse. Paris, 1838, n° 364.

YVER. Id. IVe question. In Thèse; Paris, 1839, n° 303.

LEROUX. Id. Ire question. In Thèse; Paris, 1840, n° 344.

CASTÉRA. Id. Ire question. In Thèse; Paris, 1842, n° 156.

NIVET. Des principaux appareils de chauffage employés dans nos demeures, de leurs avantages et de leurs inconvénients. IIIe question. In Thèse; Paris, 1838, n° 359.

BINAUT. Donner les meilleures méthodes de chauffage pour les habitations particulières. IIIe question. In thèse. Paris, 1838, n. 169.

P. T. MEISSNER. Zur Berechtigung der widerspreschenden Ansichten über die Heizung mit erwærmter Luft, in hygienischer und œkonomischer Beziehung. In OEster. Woch. 1842.

PÉCLET. Disposition générale des appareils de chauffage et de ventilation. In Instruction sur l'assainissement, etc. In Bull. Soc. enc., 41e année (1842), p. 324.

ENCYCLOPŒDIA BRITANNICA by Adam et Charles Black. Edinburgh, 1842. seventh edit. Articles Warming (H., D.), Stove, Steam, Smoke, Heat, Ventilation, etc.

ENCYCLOPÉDIE MODERNE. Dict. abr. des sciences, des lettres et des arts (direct. Renier). Paris, Firmin Didot; t. VIII, article Chauffage (H. Dézé).

ENCYCLOPÉDIE NOUVELLE (Leroux et Reynaud, direct.). Gosselin et Furne, à Paris, article Chauffage, t. III, p. 480.

DARCET. Note sur la nécessité d'augmenter le diamètre des prises d'air et des bouches de chaleur des poêles et calorifères, etc. In Ann. d'hyg. et de méd. légale, t. XXIX (1843), p. 332.

Dr REID. Illustrations of the theory and practice of ventilation, etc. In-8. London, 1844.

BERNAN. History and art of warming and ventiling rooms and buildings; 2 vol., 1845. London, Georges Bell.

HERPIN. Considérat. sur le chauffage, avec observat. de MM. Dumas, Combes, Péligot, Payen, le baron Busch, Herpin et Sainte-Preuve, au sujet du rapport sur appareils de M. Laury. In Bull. Soc. enc., 45e année (1846), p. 99.

ARDENNI ET JULIA DE FONTENELLE, 3e édit., par MALEPEYRE. Manuel du poêlier-fumiste (Collection Roret). Paris, 1850; in-18.

W. WALKER. Usuful Hints, on ventilation. Manchester, in-18. 1850.

ROB. SCOTT BURN. Practical ventilation, etc. Edimburg, 1850; in-18.

NOIRSAIN. On heating, aerification and ventilation. London, 1851; in-4.

— On the heating and ventilation of buildings by means of apertures in the upper and lower portion of a flue. (Medical Times, 12 July 1851.)

GRANT JOHN. Perfectionnements apportés aux moyens de chauffage, (surtout dans les machines). In Civil ingineer and architect's journal (juin 1851). — Mention in Bull. Soc. enc. 51e ann. (1852), p. 356.

DICTIONNAIRE DES ARTS ET MANUFACTURES, 1853. Article Chauffage, par GROUVELLE.

CHAUFFAGE et VENTILATION dans les maisons d'ouvriers. In C. R. du Congrès général d'hygiène de Bruxelles en 1852. (Extrait in Ann. d'hyg. et de méd. légale, t. XLVIII, p. 463.)

LLOYD. Practical Remarks on the warming, ventilation and humidity of rooms. London, 1854.

— A description of improved hollow bricks and brickwork, intented to facilitate the ventilation of rooms. (December 1855.)

HOOD. Treatise of warming buildings by hot water, etc. Third edit., 1855.

Fairbairn, Glaisher, Wheatstone and Playfair. Report to the general Board of health, ordered to by printed 25th of august 1857. It was not signed by Dr Playfair, on account of his appointment as professor of Chemistry in the university of Edinburgh preventing him from attending to the work of the commission. (Tomlinson, p. 185.)

Roscoe. Report of the chimical relations of ventilation. May 1857.

Castellan. Chauffage et ventilation des habitations privées, etc. Thèse, Paris, 1857, n° 240.

Pettenkofer. Mittheilungen in Betreff der Ofer-heizungen in Aerztt, ver zu München (1857-58). Bayer Intell Bl., n° 13.

— Die Luft in Wohnungen und die Ventilation. In Wirchow's Archiv, t. XVI, p. 192; 1859.

Wolpert (Ad.). Principien der Ventilation und Luftheizung, etc. Braunschweig, 1860; gr. in-8. (Descriptions nombreuses d'appareils P. C. L.)

Vernois. Traité d'hygiène industrielle et administrative, 2 vol. in-8. Articles Combustibles, Gaz et Fumée, Chauffage, Ventilation, t. I, p. xx.

Dr Petit (de Maurienne). Assainissement par la ventilation naturelle. In Journ. des Conn. méd. prat., pp. 316, 331, 334, t. XXVI (années 1858-59).

The english cyclopœdia. By Charles Knight, 1861. — Arts and sciences, vol. VIII, p. 707. Articles Warming and Ventilation.

Ritchie. Treatise of ventilation natural and artificial. London, 1862; in-8.

Sutherland, Burrell and Galton. Report of the Commission for improving the sanitory condition of Barracks and Hospitals. Avril 1861. Reprinted 1863. 3 vol. in-fol.

Gal A. Morin. Plusieurs articles dans les Annales du Conservatoire des arts et métiers, et principalement :

T. I (1861), p. 275. Influence curieuse des toiles d'araignées dans les tuyaux.

T. III (1862), p. 133. Renseignements sur la ventilation recueillis en Angleterre.

T. V (1864), p. 180. Expériences sur une cheminée (Douglas-Galton).

T. VI (1865-66), p. 66. Rapports faits au comité consultatif d'hygiène, etc., avec notes.

Id., p. 212. Sur les moyens employés pour rafraîchir l'air, etc.

Id., p. 525. Note sur les appareils de chauffage, et page 503, cheminées ventilatrices.

— In Comptes-Rendus de l'Académie des sciences :

T. LIV (1862), p. 406. Influence des tourbillons et des pertes de force vive dans les cheminées.

T. LVI (1863), p. 16. Expériences sur les effets de ventilation produits par les cheminées d'appartement; suivies d'observations relatives au chauffage par les cheminées.

— Études sur la ventilation; 2 vol. in-8. Paris, 1863.

— Manuel pratique du chauffage et de la ventilation; in-8. Paris, 1868.

Scharling. Einige Anweisungen zur Verbesserung der Luft in Wohnungen. Henke's Ztsch. 1861. Et Canstatt's Jahresb. 1862; t. VII, p. 7.

Tardieu. Dictionnaire d'hygiène publique et de salubrité; 1re édit., 1852; 2e édit., Paris, 1862, 3 vol. in-8, t. I, p. 382, article Chauffage, avec *Bibliographie*.

Bolthausen. Considérations théoriques sur les appareils de chauffage. In Giornale dell' Ingegnere, architetto. Mai 1864. — Extrait in Ann. du Génie civil; 3e année (1864), p. 514.

Ch. Tomlinson. A rudimentary treatise on warming and ventilation, etc.; 3e édit. London. Virtue Brothers; 1864.

Lewis W. Leeds. Lectures on ventilation, etc. Philadelphia, Jones et Tacher, 1867. (Brochure de quelques pages seulement. P. C. L.)

H. Blerzy. Le chauffage et la ventilation. In Revue des Deux Mondes, numéro du 15 février 1867.

Gallard. Art. Chauffage, in Dictionn. de méd. et de chirurg. prat., t. VII, p. 224, 1867.

— Sur les applications hygiéniques des différents procédés de chauffage et de ventilation, in Ann. d'hyg, et de méd. légale, 2e série, t. XXX, numéro du 1er juillet 1868 et suiv.

Privat-Deschanel et Focillon. Dictionnaire général des sciences, art. Chauffage (Marié-Davy), Cheminées, Grilles, etc. 1868.

Ure's Dictionnary of Arts, Manufactures and Mines. 6e édit., 3 vol. in-8o. Robert Hunt; London, 1867. Art. Stove, Chimney, etc., etc.

F. Edward Jr. On the ventilation of dwelling houses. London, 1868, in-8o.

V.-Ch. Joly. Traité pratique du Chauffage, de la Ventilation, etc. Paris, Baudry, 1869, in-8e.

Résumé des Conférences sur la ventilation et le chauffage, in Bull. de la Soc. imp. des Architectes. 1868, 2e livraison.

APPAREILS POUR MESURER LE TIRAGE.

Gauger en avait inventé un d'une excessive simplicité.

Général Morin. Anemomètre totalisateur. Note in Ann. du Conservatoire, t. V (1864), p. 331.

List. In Dinglers Polytechnick Journal. 1864.

Jelley. Présentation à la Soc. d'encour. d'un appareil pour le tirage. T. XII (1865).

Voyez aussi Traités de Physique, Anémomètres, etc.

FUMIVORITÉ.

Baron Sylvestre appelle l'attention de la Soc. d'encour. sur les moyens de remédier aux inconvénients de la fumée. Bull. Soc. enc. (1840), p. 412.

Dr Arnott fait présenter, le 20 août 1855, à l'Ac. des sciences, par Babinet, un volume sur le chauffage et une Note sur ses appareils fumivores.

Dumery. Considérations sur la fumivorité, in Bull. Soc. enc., 1835, p. 771.

Général Morin, dans une séance tenue à Londres, appelle l'attention sur l'étude de la fumivorité dans les appareils domestiques, in Ann. du Génie civil, t. I (1862), p. 259.

Bona Christave (traducteur de Ch. Wye Williams). Essai sur les moyens de prévenir les effets nuisibles de la fumée, in Ann. du Génie civil (1863), p. 201, 235, 289, 337.

VI. — ACCIDENTS.

Frederich Hoffmann. Observatio de carbonibus fossilibus et eorum vapore non adeo noxio in Observationum physico-chimicorum, Libri tres, in-4o, Hallæ, 1746 ; liv. II, obs. XXIV.

Elia Col de Vilars, presidente : An renovatus aër sanitate saluberrimus ? Affirmat. *Car. F. Theroulde de Toulouse de Vallun.* Thèse. Paris, 1746.

F. Pousse presidente : An carbonum vapor in clausis camiris sedulo vilandus? proponebat *A. C. Lorry*. Thèse. Paris, 1747. Dans cette thèse sont mentionnés de nombreux accidents tirés de : Hauksbey : Suppt. exper. physic. Exp. XI et seqq., p. 28 et

286; — Histoire de l'Académie pour 1710; — Hist. med. memorabiles, lib. II, cap. 6, p. 171.

J.-F. Clément MORAND presidente : An Lithanthracia vulgo hullæ (houille ou charbon de terre), pabulum igni præbeant sanitati innoxium? Affirmat *Jacobus Franciscus de Villiers*. Thèse. Paris, 1771.

HARMANT. Observations sur les vapeurs méphitiques. 1775, in-8°.

PORTAL. Rcpport à l'Ac. des sciences sur la mort, etc., causée par la vapeur du charbon, le 3 août 1774.

— Observations sur les effets des vapeurs méphitiques. Paris, Imp. royale, 1777.

CARMINATI (Bassiani Laudensis). De animalium ex mephitibus et noxiis halitibus interitu, etc. Libri tres, MDCCLXXVII, excudebant regii Typographii publica auctoritate. Petit in-f°, p. 68, cap. V « de Carbonum nidore. »

SAGE. Expériences propres à faire connaître que l'alkali... est le remède le plus efficace dans les asphyxies. Paris, Imp. royale, 1777, in-8°. — Ch. III, p. 26 : « Expériences propres à faire « connaître que la vapeur qui émane des charbons embrasés « est un acide méphitique semblable à celui qui se dégage « pendant la fermentation vineuse. » [Avec de l'alkali il se forme du carbonate d'ammoniaque, qui est un corps solide et non nuisible (sel volatil d'Angleterre), P. C. L.]

TROJA. Mémoire sur la mort des animaux suffoqués par la vapeur du charbon allumé, et sur les moyens de les rappeler à la vie; in Journal de Physique de l'abbé Rozier, t. XI, p. 193; 1778.

GARDANE. Recherches sur les causes de la mort des personnes suffoquées par la vapeur du chabon, etc., in Journal de Physique, mars 1778, t. XI, p. 193.

THILOW a publié une monographie sur les inconvénients des chaufferettes; on la trouve annoncée dans le 26e numéro du Magazine de Méd. et de Phys. de BALDINGER, 1791; et aussi in Dictionn. en 60 vol., art. Chaufferette de MARC.

L. COTTE (curé de Montmorency). Catéchisme à l'usage des habitants de la campagne sur les dangers auxquels leur vie et leur santé sont exposées. Paris, Barbou, MDCCXCII, in-12. Voir 4e et 5e leçons, et aussi Préface.

RUMFORD. Essais politiques, etc..... XIIe Essai, concernant la salubrité des chambres chaudes pendant les temps froids. — Analyse in Bull Soc. encour. (1re année), an X - XI, p. 42; et aussi in Bibl. britannique, t. XX.

WOLTER (J.-A. von). Nachricht von den Nutzen der Torfen in Feuerstætten, vorin bewiesen mid dass der Rauch des Torp-feuers der Gesundheit nicht im mindesten schædlich sey in Abhandl. der Bayer Acad. Bd I, Th. 2, S. 161.

NYSTEN, in Recherches de Phys. et de Chimie. 1811, in-8°, p. 63 et suiv.

ORFILA, in Toxicologie générale, a indiqué les conditions d'une bonne cheminée, etc.

MARC. Article Chaufferette in Dictionn. des sciences médicales, 60 vol. Panckoucke, 1813.

HENKE, in Ann. de méd. politique. 1830.

COLLARD (de Martigny). De l'action du gaz acide carbonique sur l'économie animale, in Arch. gén. de méd., t. XIV, p. 203 (1827).

PARENT-DUCHATELET. Des accidents des huiles pyrogènes et du goudron provenant de la distillation de la houille, in Ann. d'hyg. et de méd. lég., 1re série, t. III, p. 38 (1830).

MARC, in Considérations médico-légales sur la Monomanie, et particulièrement sur la monomanie incendiaire; in Ann. d'hyg. et de méd. lég., t. X (1833), p. 357; — p. 452 : Influence des poêles allemands.

A. DEVERGIE. Consultation médico-légale sur un cas de remarquable asphyxie par la carbonisation das poutres, in Ann. d'hyg. et de méd. lég., t. XIII (1835), p. 442.

MALGAIGNE. Remarques et observations sur l'asphyxie par la vapeur du charbon, in Gaz. méd. de Paris (1835), p. 737.

D'ARCET et BRACONNOT. Observations d'asphyxie lente due à l'insalubrité des habitations, in Ann. d'hyg. et de méd. légale, t. XVI (1836), p. 25.

KUHLMANN. Rapport sur les inconvénients qui peuvent résulter de l'emploi du cuivre dans la construction des cheminées, in Ann. d'hyg. et de méd. lég., t. XVI (1836), p. 317.

— Danger des cheminées construites en cuivre et en tôle. (Extrait du rapport du Conseil de salubrité du département du nord, Lille, 1838); in Ann. d'hyg. et de méd. lég., t. XXIV (1840), p. 191.

B. DELESSERT et JOYCE. Communication à l'Académie des sciences, avec observations de GAY-LUSSAC et THÉNARD, in C. R. Ac. des sciences, t. VI (1938), p. 206 et 402.

GAY-LUSSAC. Observations et expériences sur un nouveau procédé de chauffage, in Ann. de phys. et de chimie, t. LXVI (1838), p. 220.

Dr Ollivier (d'Angers). Observations et expériences sur plusieurs points de l'histoire médico-légale de l'asphyxie par le charbon, in Ann. d'hyg. et de méd. lég., t. XX (1838), p. 114.

— Recherches et observations relatives à une double asphyxie par la vapeur du coke, in Ann. d'hyg. et de méd. lég., t. XXV (1841), p. 290.

F. Leblanc. Recherches sur la composition de l'air confiné, in Ann. de phys. et de chimie, 2e série, t. V (1843), p. 223; et C. R. Ac. des sciences, avril 1845; Annales des mines, t. XX, etc.

Guérard. De l'emploi industriel de l'oxyde de carbone et de l'action de ce gaz sur l'économie animale, in Ann. d'hyg. et de méd. lég., t. XXX (1843), p. 48, avec indications *bibliographiques :* Ebelmen, Nysten, Samuel Witter, Henke, Devergie.

H. Bayard et A. Tardieu. Rapport sur une double asphyxie par la carbonisation des poutres. In Ann. d'hyg. et de méd. légale, t. XXXIV (1845), p. 369.

Dumas. Fait signalé par lui, in Bull. Soc. écon., 45e année (1846), p. 99, à propos du rapport sur les appareils de M. Laury.

Lorieux. Notice sur les explosions, etc. In Ann. des mines, 4e série, t. XX (1851), p. 69.

Dr Joire (de Lille). Du logement du pauvre et de l'ouvrier. In Ann. d'hyg. et de méd. légale, t. XLV (1851), p. 290.

Lassaigne et A. Tardieu. Nouvelles observations médico-légales sur l'asphyxie par la vapeur de charbon. In Ann. d'hyg. et de méd. légale, 2e série, t. II (1854), p. 380.

Chenot. Sur une distinction à établir entre les fumées seulement incommodes et les fumées vraiment nuisibles. In C. R. Acad. des sciences (1855), t. XL, p. 838.

Delezenne. Rapport à la Commission du département du Nord, sur la question des appareils fumivores. In Bull. Soc. encour., 2e série, t. II (1855), p. 472.

A. Guérard. Sur les explosions des appareils à eau, etc. In Ann. d'hyg. et de méd. légale, 2e série, t. IX (1858), p. 380.

Lespiau. Influence que peuvent avoir sur la santé publique les agglomérés de houille préparés au moyen du goudron minéral. In Ann. d'hyg. et de méd. légale, 2e série, t. XII (1859), p. 289.

Guérard. Note sur la fabrication et l'emploi des péras artificiels et des houilles agglomérées. In Ann. d'hyg. et de méd. légale, 2e série, t. XII (1859), p. 317.

P. Knudsen. Des conditions qu'exige l'emploi du gaz de l'éclairage dans les appartements. In Ann. d'hyg. et de méd. legale,

2e série, t. XIX (1863), p. 454. (Extrait de Henke's Ztsehr. (1861) 3 Hft., et de Canstah's Jahresb. VII, 8; 1862.)

Dr LETHEBY. Sur les effets délétères de l'oxyde de carbone. (Extrait de London Chimical News et Journal of the Franklin Institute.) In Bull. Soc. enc., 2e série, t. IX (1862), p. 625.

Général A. MORIN. Note sur l'assainissement de l'air par la vaporisation de l'eau. In C. R. Acad. des sciences (1863), et Bull. Soc. enc., 2e série, t. X (1863), p. 688.

A. CHEVALLIER. Des accidents déterminés par les gaz résultant de la combustion du bois et du charbon, etc. In Ann. d'hyg. et de méd. légale, 2e série, t. XXII (1864), p. 48.

Dr A. RIANT. L'hygiène du foyer, conférence à l'Asile de Vincennes. Hachette, 1867, in-18.

FRANKLAND. 6 Leçons (Sur les gaz de la houille) à l'Institut royal de la Grande-Bretagne; mars 1867.

Dr ROGER. Histoire des gaz du foyer. Conférence faite à Bordeaux en 1867. — Dangers de l'acide carbonique et de l'oxyde de carbone.

A. FRŒDHE. Remarques sur l'empoisonnement par la vapeur de charbon. In Bull. Soc. enc., 2e série, t. XV (1868), p. 249. (Extrait des Archives de pharmacie et Dingler's Polytechnisches Journal.)

LELONAIRE. L'oxyde de carbone considéré comme toxique. Thèse de Strasbourg, 1868.

Voir aussi les Traités généraux d'hygiène, de toxicologie et de médecine légale; entre autres celui de Devergie, et les articles plus récents du Dictionnaire de médecine et de chirurgie pratiques : acide carbonique, par DESMARQUAY, avec *bibliographie*, et oxyde de carbone, par BARRALIER, t. VI (1867).

POÊLES DE FONTE.

B. FRANKLIN a combattu l'opinion répandue de son temps sur leurs dangers.

DESAGULIERS. Expérience citée.

RAPPORT à la Société royale de médecine en 1788, sur les foyers de DÉSARNOD.

DE LA ROCHE. In Thèse Paris, n° 11 (1806). — Quelques mots in note p. 14.

THÉNARD. Rapport à l'Institut, dans le 3e trimestre de 1820.

LARREY dans ses Mémoires parle de divers accidents arrivés dans les corps de garde, et auxquels ne doit pas être étranger l'usage de poêles de fonte (de 1812 à 1831).

MALEPEYRE. Manuel du poêlier-fumiste. — Collection Roret. Nouv. édit. (1850), p. 94. Indications *bibliographiques*.

Dr CARRET (de Chambéry). Sur l'apparition d'une nouvelle espèce d'épidémie en Savoie. In C. R. Acad. des sciences, t. LX (1er semestre, 1865).

— Addition à la note précédente. In C. R. Acad. des sciences, t. LXI (2e semestre, 1865).

— 3e mémoire sur les effets pernicieux du chauffage des maisons par les poêles de fonte. — Simplement mentionné in C. R. Acad. des sciences, t. LXII (1er semestre 1866).

— Rapport sur les épidémies qui ont sévi dans l'arrondissement de Chambéry pendant l'année 1865. — Intoxication par l'oxyde de carbone qui se dégage des poêles de fonte. In Bull. de l'Acad. de méd., 1865-66, t. XXXI, p. 1044; et Mémoire de l'Acad. de méd. (1867-1868), t. XXVIII, p. 106.

M. LEGRAND. Bulletin de l'Académie des sciences, in Union médicale, nos des 25 janvier 1868,
— 1er février 1868,
— 8 février 1868,
— 25 avril 1868.

MORIN (Général A.). Note sur les poêles de fonte. In Rapports faits au comité consultatif d'hygiène et du service médical des hôpitaux, avec notes. In Annales du Conservatoire des arts et métiers, t. VI (1865-66), p. 66.

MICHAUD. Réclamation in Union médicale, numéro du 22 février 1868. In Bull. Acad. des sciences.

DECAISNE. Communication à l'Acad. des sc. } In Union médicale, nu-
BOISSIÈRE. Id. id. } méro du 29 févr. 1868.

LONTIN. Communication à l'Académie des sciences. In Union médicale, numéro du 2 juin 1868.

COULIER. Lecture à l'Académie des sciences. In Gazette de France, numéro du 21 octobre 1868. — In Revue scientifique, par J. RAMBOSSON.

VERNOIS. Rapport à l'Académie de médecine. In Ann. méd., numéro du 14 janvier 1869.

FEUX DE CHEMINÉE.

GAUGER. Procédé pour les éteindre. In Mécanique du feu, 1715.

MOITREL D'ÉLÉMENT. Nouvelle manière d'éteindre les incendies; brochure in-8; 1725. L. Thiboust. Paris. C. R. in Journal de Trévoux, septembre 1725, p. 1619.

De Lagny retrouve le procédé de Ganger. In Histoire de l'Académie des sciences pour 1741, p. 165; et aussi Collection des machines approuvées par l'Académie, t. VII, p. 115.

Conseils utiles à ceux qui craignent les accidents du feu, pour le prévenir et en arrêter les effets. A Grenoble, chez André Faure, 1742; in-12. C. R. in Journal de Trévoux, janvier 1743, p. 466.

Genneté s'approprie l'invention de Ganger. In ouvr. cité.

Piroux. Moyens de préserver les édifices d'incendie, etc. Strasbourg. M. DCC. LXXII, in-8.

(Je n'ai connu ce livre que pendant la corretion de mes épreuves. Il contient quelques particularités intéressantes et aussi quelques indications *bibliographiques* et historiques dont je regrette de n'avoir pu tirer partie. P. C. L.)

Bibliothèque physico chimique pour 1784. Mention de la fleur de soufre (Chevallier).

Maratuch. Appareil inventé par lui, et nommé pyrosotérion (toiles métalliques P. C. L.).

— Rapport de Gourlier. In Bull. Soc. enc. 37e année (1838), p. 400.

Description et figure de cet appareil, même année, p. 403.

A. Chevallier. Sur les moyens à mettre en pratique pour éteindre les incendies. In Ann. d'hyg. et de méd. légale, t. XLVI (1851), p. 241.

Chevallier. Produit étranger pour l'extinction, etc., in Ann. d'hyg. et de méd. légale, 2e série, t. XVII (1861), p. 263.

Cartier. Appareil présenté à la Société d'encouragement. (Bull. Soc. enc., 2e série, t. XI (1864).

Extinction d'un incendie par vapeur ammoniacale. In Ann. du Génie civil. 3e année (1864), p. 597.

Monnet. Présentation d'un appareil (para-feu). Bull. Soc. enc., 2e série, t. XIII (1866), p. 443.

Instructions et rapports du conseil de salubrité.

Dangers des vapeurs de la braise. In Ann. hyg. et méd. légale, t. II (1829), p. 313.

Emploi de la fleur de soufre pour éteindre les incendies; même volume, p. 291.

Aération, produits gazeux de la combustion. In Ann. d'hyg. et de méd. légale, t. XLI, p. 225.

Aération, etc. In Ann. d'hyg. et de méd. légale, 2e série, t. I, p. 449.

Moyens d'empêcher la production de la fumée et d'en opérer la combustion. In Ann. d'hyg. et de méd. légale, 2e série, t. V, page 219.

Foyers sans courants extérieurs. In Ann. d'hyg. et de méd. légale, 2e série, t. XIV, p. 457.

Cheminées. In Ann. d'hyg. et de méd. légale, t. XXI, p. 201.

VII. — DESCRIPTION D'APPAREILS.

Je ne puis donner ici l'indication de tous les appareils qui ont été inventés pour le chauffage de nos habitations. L'énumération seule formerait un gros volume. Je me contenterai donc de signaler les plus connus, et pour des détails plus complets, ou des indications plus nombreuses, je renverrai aux ouvrages suivants :

Caminologie. 1756.

Bibliothèque physico-économique.

D'Armonville. La clef de l'industrie, 3 vol. in-8; 1829 (espèce de table *bibliographique*).

Peclet. Traité de la chaleur.

Manuel du poêlier-fumiste.

Rapports du Jury pour les expositions de l'an X, de 1805, 1807, 1855.

Ed. Perrey. Des appareils de chauffage et de ventilation à l'Exposition universelle de 1855. In Revue de l'architecture, t. XIII (1855), p. 149.

Louis Ser. Rapports du Jury pour l'Exposition de 1868, classe 22. chauffage et ventilation.

Bulletins de la Société d'encouragement.

Description des machines et procédés spécifiés dans les brevets d'invention, etc.

En Angleterre :

Repertory of patent inventions.

Warming and ventilation de *Tomlinson*, etc.

En Allemagne :

Litteratur von Roth (déjà indiqué).

Allgemeine Encyclopædie.

Ad. Wolpert. Anleitung der Stubenœfen, 165, hölzschn. Braunschweig, 1860; gr. in-8.

1° Appareils a foyer découvert.

Augustines. Rapport de Gillet de Laumont, sur les appareils inventés par Me Chambon de Monteux. In Bull. Soc. enc., 14e ann. (1815), p. 207.

— Note sur leur dépense, même volume, p. 271.

FAYARD. Chaufferette, chancelière, bassinoire à eau chaude. Rapport de Herpin. In Bull. Soc. enc. (31ᵉ année), 1832, p. 60.

JOYCE. Voir Accidents.

CHEVALIER. Chauffe-pieds à eau bouillante. Rapport de Herpin. Bull. Soc. enc., 38ᵉ année (1839), p. 213.

LARCHER. Chauffe-pieds en caoutchouc vulcanisé. Rapport Herpin, Bull. Soc. enc., 2ᵉ série, t. IX (1862), p. 395.

LEGER. Chaufferette thermogène. Rapport de Lissajous. In Bull. Soc. enc., 2ᵉ série, t. IV (1867), p. 436.

2° CHEMINÉES.

IEAN BERNARD. 1621. Déjà cité.

GAUGER. 1713. Déjà cité.

GENNETÉ. Nouvelle construction de cheminées qui garantit du feu, etc.; à Liége, chez F. S. Desoer. MDCCLX. Et aussi Paris, Lambert, in-12.

MONTALEMBERT. Mémoire sur une façon de changer les cheminées en poêles, etc., avec Notice et Compte-Rendu, in Hist. Acad. des sciences pour 1763.

— Cheminée-poêle, ou poêle français; à Paris, impr. royale, 1766; in-4.

RUMFORD. Déjà cité, 1802 à 1812.

GUYTON-MORVEAU. Mémoire sur les vices de construction des cheminées, les inconvénients et les dangers qui en résultent, et les moyens d'y remédier. In Ann. de chimie, novembre 1807, t. LXIV, p. 113. — Extrait in Bull. Soc., 6ᵉ année (1807-1808), p. 154.

CHENEVIX. Cheminée construite d'après ses indications, par M. Milla, rapport par Bouriat. In Bull. Soc. enc., 8ᵉ année (1809), p. 343.

CHABAUSSIÈRE (DE LA). Rapport, par Bouriat, sur sa cheminée en grotte. In Bull. Soc. enc., 15ᵉ année (1816), p. 8.

JOHN CUTLER. Cheminée à foyer mobile. Description et figures. In Bull. Soc. enc., 15ᵉ année (1816), p. 109.

— Aussi in Mechanic's Weelky Journal for Feb. 3, 1824.

BRUYNES. Rapport par Bouriat, in Bull. Soc. enc., 15ᵉ année (1816), p. 212.

LHOMOND. Rapport par M. Bouriat, sur ses cheminées dites Parisiennes. In Bull. Soc. enc., 24ᵉ année (1825), p. 14.

MILLET. Rapport, par Ch. Derosne, sur ses cheminées portatives. In Bull. Soc. enc., 27ᵉ année (1828), p. 296.

Autre rapport par Péclet, 30ᵉ année (1831), p. 169.

B. Chaussenot. Rapport par Péclet, et description de sa cheminée à foyer suspendu et mobile. In Bull. Soc. enc., 28e année (1829), pp. 481 et 482.

Bronzac. Rapport par Péclet, in Bull. Soc. enc., 30e année (1831), p. 458.

Pouillet. Rapport, par Derosne, sur sa cheminée thermogène. In Bull. Soc. encour., 33e année (1834), p. 247. — Description p. 249.
Et aussi 35e année (1836), p. 356 (av. fig.).

Fondet. Rapport de sa cheminée, par Priestley, avec description et figure, in Bull. Soc. enc., 49e année (1850), p. 434.

Sorel. Rapport, par Herpin, sur ses foyers mobiles; description et figure. In Bull. Soc. enc., 49e année (1850), pp. 142 et 204.

Besnard. Rapport, par Priestley, de sa cheminée amovible, avec description et figure, in Bull. Soc., 52e année (1853), p. 195.

Bocquillon. Rapport par Silbermann, sur son foyer domestique fumivore, avec figures, in Bull. Soc. enc. 2e série, t. II (1855), p. 404.

Dr Arnott. Indication de ses appareils. In Bull. Soc. enc., 2e série, t. III, 1856, p. 285.

Touet-Chambor. Rapport, par M. Masson, sur sa cheminée. In Bull. Soc. enc., 2e série, t. IV (1857), p. 88.

Mousseron. Présentation de ce système. In Bull. Soc. enc., 2e série, t. VIII (1861), p. 734.
— Rapport par Péligot, avec figure. In Bull. Soc. enc., t. IX (1862), p. 391.
— Communication de l'abbé Moigno. In Bull. Soc. enc., t. XIV (1867), p. 290.

Douglas Galton. Voyez général Morin; et aussi nouvelle cheminée, etc. In Annales du Génie civil, 4e année (1865), p. 49.

Greffin. Rapport par Péligot. In Bull. Soc. enc., t. XII, 2e série (1865), p. 69.

Bègue. Présentation de fourneaux et appareils de chauffage à l'huile de pétrole. In Bull. Soc. enc., 2e série, t. XIV (1867), p. 801.

3° Poêles.

Keslar. 1619. Déjà cité.

Boekleri (G.-A.). Furnologia, oder haushaltige Ofenkunst, in-4. Frankf., 1666, mil Kupfern.

Gueritt-Roosen. Nuzbarer und grundlicher Unterricht, etc. Hamburg, 1795.

Gauger. 1720. Déjà cité.

J. L. Leutmann. Vulcanus famulans oder sonderbare Fenernutzung, etc., in-8. Wittenberg, 1720. Fünste auflage, 1764, in-8.

Richard Holt. A short treatise of artificial stove, etc. London, 1730.

Fresneau. In Hist. de l'Académie des sciences pour 1739, p. 58.

Franklin. Déjà cité 1745. Article Chauffage.

Fossé. Cheminée économique à laquelle on a adapté la mécanique de M. Franklin. Paris, Jombert, 1796, in-8.

B. Franklin. Beschreiberung eines ranchverzehrende Sparofens verbessert von Boreur. Leipzig, 1802, in-4.

J.-C. Cronstedt. Samling of Beskrifningar, etc. In-8°, Stockholm, 1775.

Jouvet. Rapport fait sur ses poêles économiques par Berthollet au Gouvernement, en 1787.

Schmidt. Rapport, par Chaptal, sur son poêle à gril aérien; in Ann. de Chimie, t. XXXII (an VIII).

Voyenne. Rapport, par De Candolle, sur ses appareils; in Bull. Soc. enc., an X-XI, p. 170.

Desarnod. Instruction sur ses foyers. Paris, 1803, in-8°.

Guyton-Morveau. Description d'un poêle sur les principes de la cheminée suédoise, in Ann. de Chimie, t. XLI (1802), p. 73.

Thilorier. Poêle fumivore, in Description des machines et procédés spécifiés dans les brevets d'invention, etc., t. III (1805).

— Traduit en allem. par Boreur. Abbild. u. Beschrib neu erfundener rauchverzhrender Ofen. Leipsig (1805), in-4°.

Dr Debret, in Description des machines et procédés, etc., in Brevets d'invention, t. IV (1806).

Conté. Moyen d'augmenter la chaleur des poêles, in Bull. Soc enc., an XII, p. 180.

Daclin. Description de nouveaux poêles et foyers économiques (traduit de l'allemand), in Bull. Soc. enc., IXe année (1810), p. 62.

Le prince de Sayn-Wittgenstein. Rapp., par Gillet de Laumont, sur un poêle exécuté d'après ses ordres; in Bull. Soc. enc.. 13e année (1814), p. 164.

Anweisung zu Erbauung und Behandlung Russicher Stubenofen und zur Erwærmung die Wohnungen auf Russiche Art. Stuttgard (1819), in-8°.

Karl Mattahen. Der Ofenbaumeister. Weimar, 1812, in-12.

Meyer et Tebelen. Peinture à l'épreuve du feu pour les poêles de fonte et de terre, in Dingler's Polytechnischen Journal, t. CXLI.

GENESTE. Notice sur les appareils thermo-conservateurs, etc. Paris (1866).

Voir aussi : Calorifères, et surtout Calorifères à air.

4° CALORIFÈRES.

CURAUDAU. Rapport, par Guyton-Morveau et Carnot, sur un appareil de chauffage inventé par lui ; in Bull. Soc. enc. (1809), p. 139.

DESARNOD. Rapport, par M. Gaultier, sur son calorifère ; in Bull. Soc. enc., 9e année (1810), p. 60.

— Rapport sur un autre calorifère, par M. Mérimée ; in Bull. Soc. enc., 16e année (1817), p. 149.

OLIVIER. Rapport sur ses calorifères salubres, par Guyton-Morveau et Berthollet, fait à l'Institut le 7 prairial an XIII.

CHEVALIER. Rapport sur divers appareils d'économie domestique, par Herpin ; in Bull. Soc. enc., 38e année (1839), p. 213. Pl. 5.

V. CHEVALIER. Rapport, par M. Péclet, sur son calorifère ; in Bull. Soc. enc., 40e année (1841), p. 50.

LAURY. Poêles et calorifères décrits et gravés in Publicat. industrielle de Armengaud, t. III, p. 467 (1846).

CHAUSSENOT. Rapport, par Payen, sur ses calorifères ; in Bull. Soc. enc., 39e année (1840), p. 92. — Autre rapport par Payen, 47e année (1848), p. 751 et suiv. — Nouvelle présentation, in Bull. Soc. enc., 2e série, t. XIII (1865), p. 190.

5° CHAUFFAGE A L'EAU CHAUDE.

BONNEMAIN, etc. Notice sur le chauffage par ce moyen. 27e année (1828), p. 202.

I. KIN. Nouvelles grilles creuses à courant d'eau, in Bull. Soc. enc., 18e année (1819), p. 145.

CH. DEROSNE. Appareil à circulat. d'eau, in séance du 28 nov. 1827. Rapp. descript., in Bull. Soc. enc., 27e année (1828), p. 183.

GILLE. Fumivore calorifère (au moyen d'une circulation d'eau), in Bull. Soc. enc., 34e année (1835), p. 88.

LÉON DUVOIR. Calorifère à eau chaude. Description de ce système, par M. Boudin, in Ann. d'hyg. et de méd. lég., t. XLVII (1852), p. 241.

Voir aussi : App. à foyer découvert.

6° Accessoires divers.

Mitres, etc.

Alberti en indique plusieurs.

Delorme et les auteurs du xviie siècle en très-grand nombre.

Fargues, in Hist. de l'Ac. des sciences, 1701, p. 144; et in Mach. approuv. par l'Acad., t. I, p. 211.

De la Chaumette, in Hist. de l'Ac. des Sciences, 1715, p. 65; et in Mach. approuv. par l'Acad., t. III, p. 47.

Messier, in Journ. œconomique pour 1752.

Caminologie, un grand nombre.

Genneté. Nouveau couronnement, in Hist. Acad. des sciences pour 1759, p. 232.

Piault, in Bull. Soc. enc. (an X-XI), p. 158.

Caumes, in Bull. Soc. enc. (1806), p. 297.

Fouguerolles. Rapport par le général de Grave, in Bull. Soc. enc. (1808), p. 97.

Gardet, in Bull. Soc. enc. (1810), p. 349.

Millet. Rapp. par Ch. Derosne, av. figure, in Bull. Soc. enc. (1828), p. 301.

Vinmert, in Bull. Soc. enc. (1840), p. 137 : retrouve un procédé d'Alberti à quatre siècles d'intervalle.

Etc., etc.

Tuyaux.

De Lasteyrie indique d'employer les pots de terre. Bull. Soc. enc. (1806), p. 300.

Brullé. Tuyaux de terre cuite, in Bull. Soc. enc. (1810), p. 12.

Gourlier. Rapp. par Bouriat, in Bull. Sot. enc. (1824), p. 173.

Panneaux.

Gille. Rapp. par Gourlier, in Bull. Soc. enc. (1841), p. 417.

Lesueur. in Bull. Soc. enc. (1861), p. 637.

Filleul. Régulateurs de rideaux de cheminée. Rapp. par Trélat, in Bull. Soc. enc. (1863), p. 652.

Ramonage.

Georges Smart. Appareil pour ramoner les cheminées et y éteindre le feu, in Bull. Soc. enc., 17e année (1818), p. 33.

Pajot Descharmes. Rapport sur cet appareil. Même volume, p. 32.

Cadet de Gassicourt. Indication d'un moyen de ramoner les cheminées sans ramoneur, in Bull. Soc. enc., 17e année (1818), p. 70.

TABLE DES MATIÈRES

DU CHAUFFAGE PAR COMBUSTION.

CHAPITRE PREMIER.

DE LA COMBUSTION. — DES COMBUSTIBLES ET DES COMBURANTS. — DES PRODUITS DE LA COMBUSTION.

CHAPITRE II.

DU CHAUFFAGE ET DE LA VENTILATION EN GÉNÉRAL. — DE LEUR UTILITÉ ET DE LEUR NÉCESSITÉ. — DE LA MANIÈRE DE LES RÉALISER DANS LES DIVERS APPAREILS.

CHAPITRE III.

HISTOIRE DU CHAUFFAGE ET DE LA VENTILATION.

CHAPITRE IV.

APPAREILS DE CHAUFFAGE.

CHAPITRE V.

DU LOCAL A CHAUFFER.

CHAPITRE VI.

DES ACCIDENTS.

BIBLIOGRAPHIE.

FIN DE LA TABLE

Paris. A. Parent, imprimeur de la Faculté de Médecine, rue Mr-le-Prince, 31.

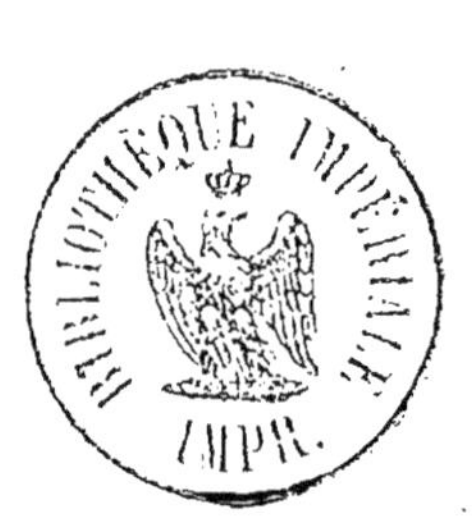
BIBLIOTHÈQUE IMPÉRIALE
IMPR.

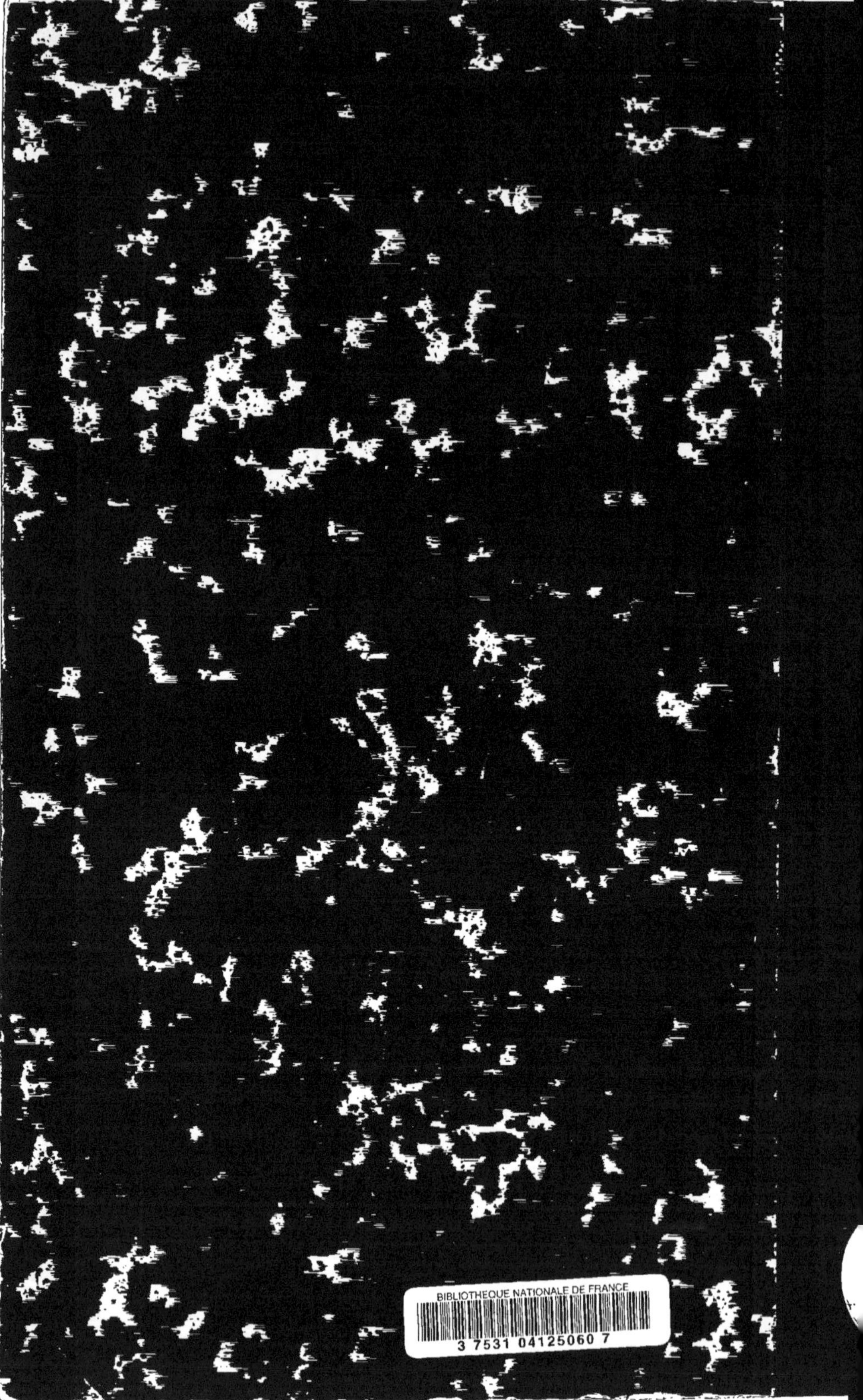

www.ingramcontent.com/pod-product-compliance
Ingram Content Group UK Ltd.
Pitfield, Milton Keynes, MK11 3LW, UK
UKHW021905260726
13966UKWH00006B/588

9 782011 915870